\免疫權威醫師每天都喝的/

抗病蔬菜湯

5種食材就能做！

每天一碗，喝出最強免疫力

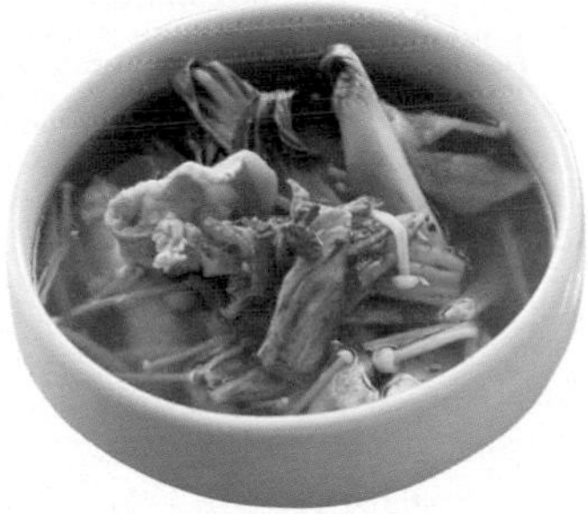

藤田紘一郎——著 游韻馨——譯

免疫専門医が毎日飲んでいる長寿スープ

目次

免疫權威醫師每天都喝的
抗病蔬菜湯

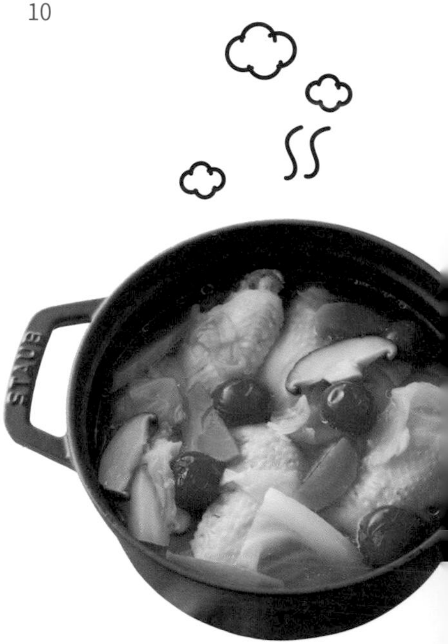

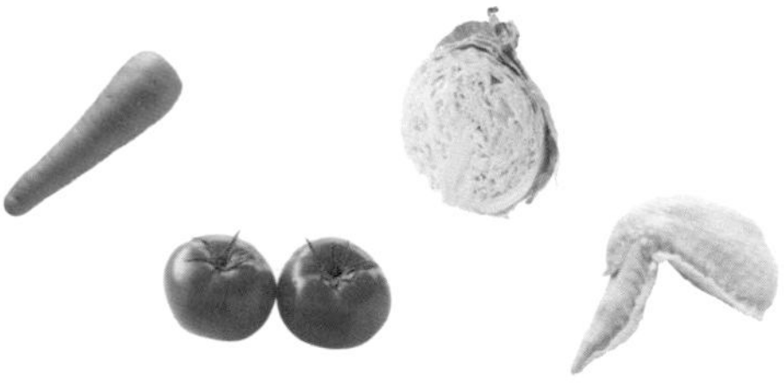

第一章

喝湯提升免疫力！簡單食材就能做

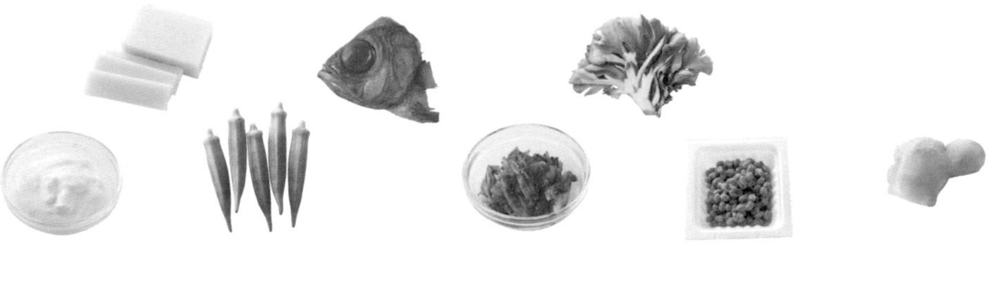

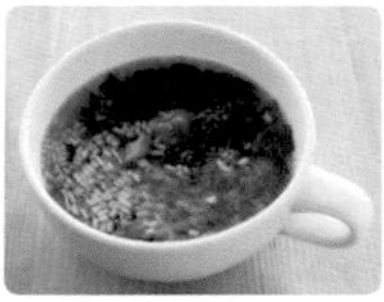

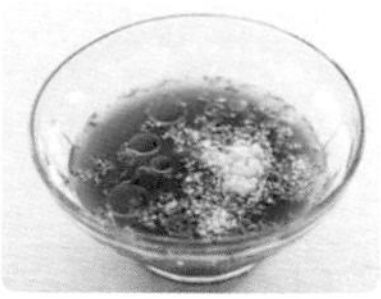

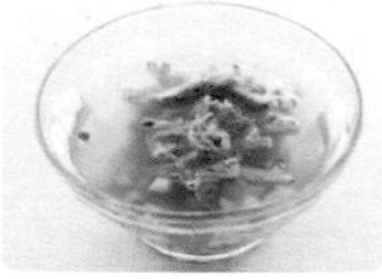

第二章

富含植化素的低醣蔬菜湯

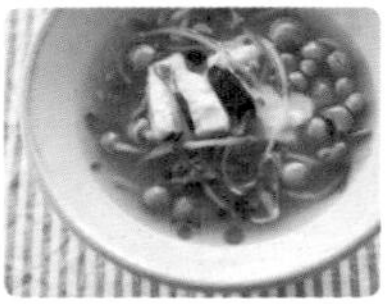

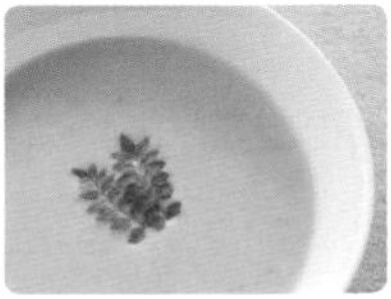

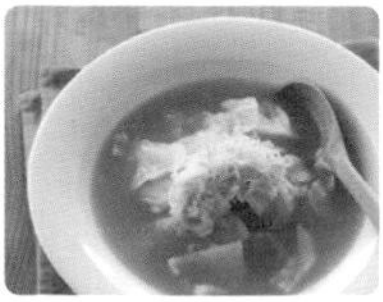

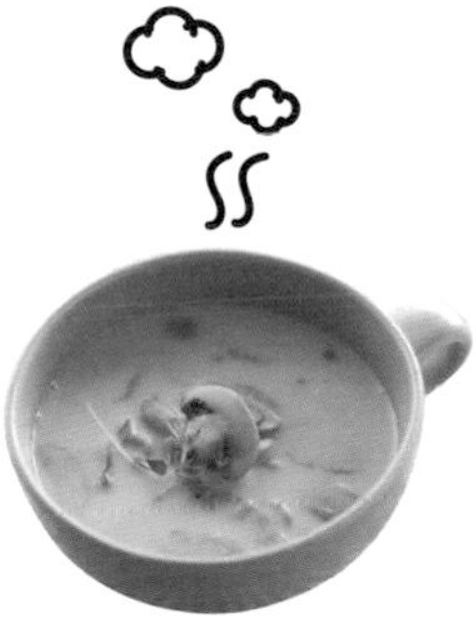

第三章

增加腸內好菌的發酵蔬菜湯

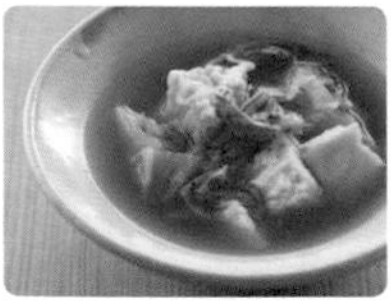

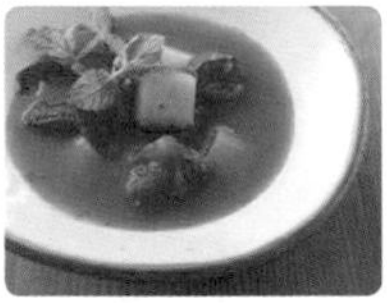

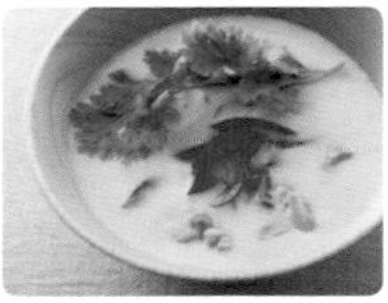

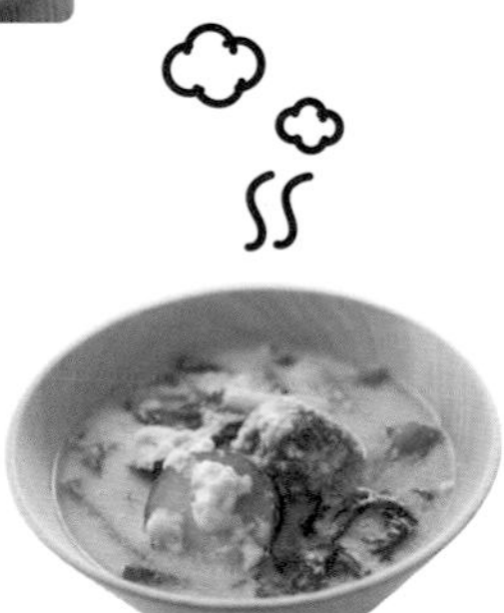

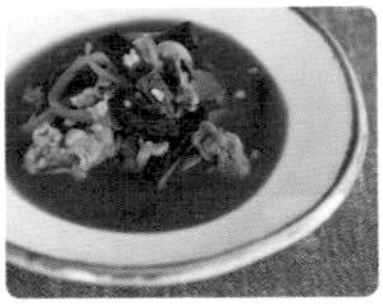

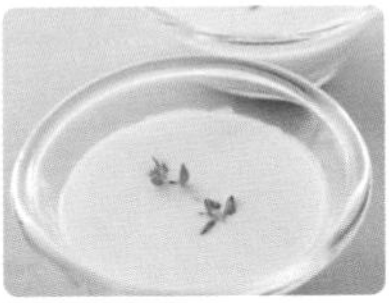

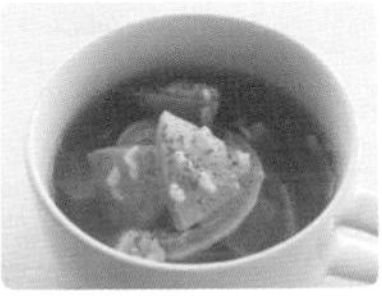

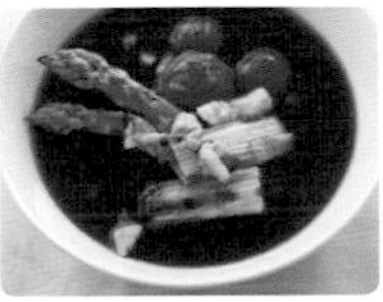

第四章

加入帶骨魚&肉的美顏蔬菜湯

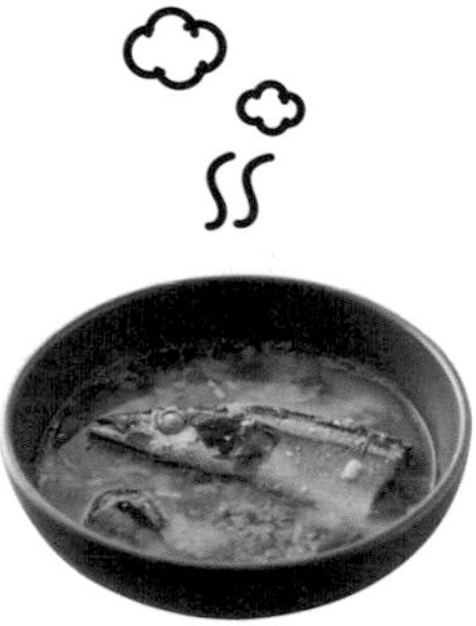

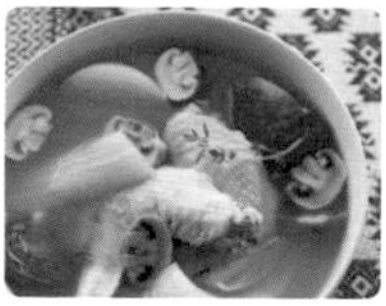

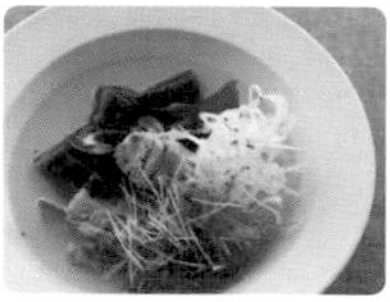

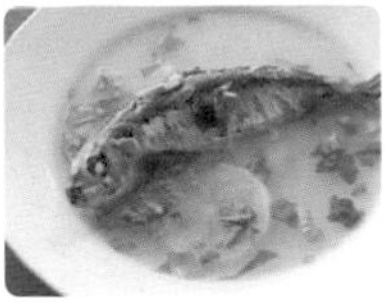

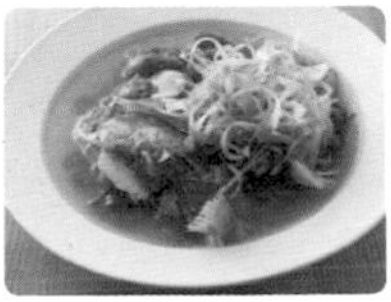

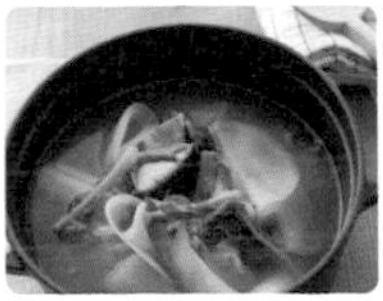

作者序

不生病的關鍵在於「提高免疫力」

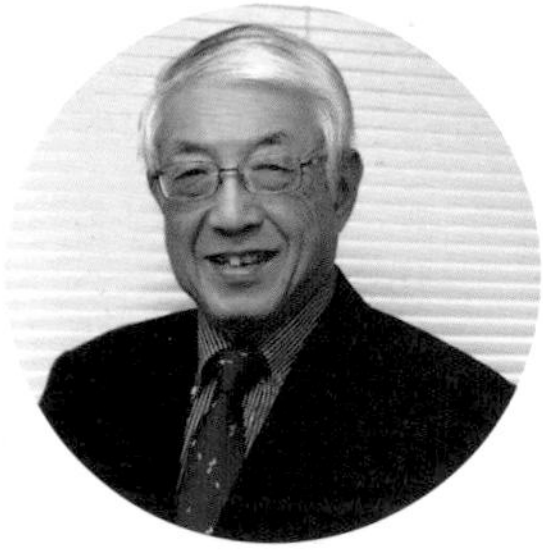

我之前是一名骨科醫師，三十多歲時接觸到感染免疫學之後，就開始研究免疫學，並成為專業的免疫醫師至今，已長達五十年左右。

話雖如此，我並未因為專攻免疫學，而過著注重養生的健康生活。在五十五歲之前，我想吃什麼就吃什麼，想喝酒也不忌口，完全不注重養生。我有痛風和糖尿病史，頭髮日漸稀疏，無論從哪方面來看，我的生活型態一點也不健康。

直到某天，我領悟到「再這樣下去不行」，決定以自己的身體來做實驗，嘗試並研究各種有益健康的飲食法。在經歷過這麼多飲食法之後，我現在依舊維持「喝湯」的習慣。自從我開始喝湯後，不但沒生過一場大病，就連感冒也遠離我，讓我重拾健康的身體狀態。

持續喝抗病蔬菜湯，身體越來越健康！

我喝的湯是能「強化腸道健康」的湯。事實上，腸道裡有高達七〇%的免疫細胞，腸道健康自然能提升免疫力，讓人不生病。

話說回來，腸道健康又是怎麼一回事呢？腸道裡有好菌、壞菌與伺機菌等三種細菌。顧名思義，好菌可以提升免疫力，是讓身體健康的菌；壞菌則是讓身體不健康的菌。伺機菌不屬於好菌，也不屬於壞菌，約占整體菌叢的七成。也就是說，好菌和壞菌各約占一成五左右。基本上這個比例不會太幅變化，**但「飲食內容」卻能讓伺機菌轉變成好菌，使好菌比例提升到兩成**。**增加好菌比例，讓好菌占優勢，是打造健康身體的關鍵**。

本書將為各位介紹如何利用強化腸道的食材，做出一道道美味的湯品。在每天的飲食中搭配一碗「抗病蔬菜湯」，有助於提升免疫力，打造不易生病的健康身體。請各位先持續喝兩週的抗病蔬菜湯，你一定能感受到身體的微妙變化。

免疫權威醫師告訴你

每天喝抗病蔬菜湯，成功戰勝各種疾病

過了五十五歲之後，我改變了自己的飲食習慣，成功戰勝各種疾病與身體失調，重拾健康。這個親身經歷讓我深刻體會，「任何人過了五十歲之後，體質與代謝方式都會出現極大變化」的事實。

人體是由兩個引擎互相加乘運作的。五十歲之前，以「醣類」為燃料，在攝氏三十二到三十六度之間火力全開的「爆發力引擎」最活躍；五十歲之後，以「氧氣」為燃料，在攝氏三十七度以上發揮實力的「持續力引擎」躍身為主角。

如果五十歲之後還是維持年輕時的飲食習慣，就會阻礙創造持續力的引擎運作，產生活性氧，導致醣類過剩，引發肥胖和糖尿病等疾病。**若要順利切換兩種引擎，就必須控制醣類攝取，溫暖身體，調整腸道。**

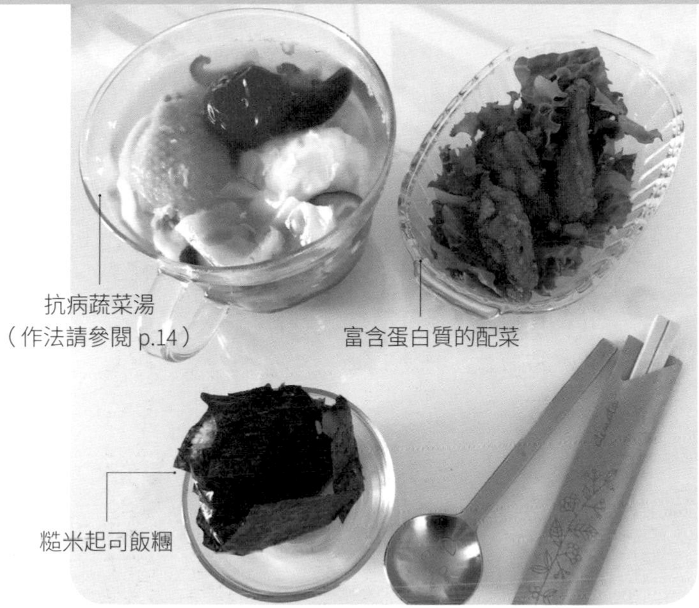
抗病蔬菜湯
（作法請參閱 p.14）
富含蛋白質的配菜
糙米起司飯糰

飲用「抗病蔬菜湯」正是最好的方式。每天一碗湯，透過飲食改變你的人生。

免疫醫師的午餐這樣吃！

上方照片是我常吃的午餐菜色，我會變換食材，但大致的料理搭配就像這樣。抗病蔬菜湯使用帶骨肉和帶骨魚，加上大量蔬菜燉煮，不僅營養豐富，還能喝到溶解在湯裡的食材滋味。除此之外，再搭配一道可攝取到大量優質蛋白質的配菜，以及富含食物纖維和維他命類，還能減醣的糙米飯糰。飯糰裡還添加了起司，就成為能調整腸道的發酵食品。

五十歲過後，不能再維持過去的飲食型態，必須檢視自己的飲食習慣，打造不易生病的健康體質。

免疫權威醫師每天都這樣喝

簡單、美味、容易養成習慣！抗病蔬菜湯的作法

材料（容易製作的分量）

- 雞翅……………………4 隻
- 高麗菜…………1/4 顆
- 紅蘿蔔…………1/2 根
- 香菇……………………2 朵
- 迷你番茄…………6 顆
- 鹽、黑胡椒、醋……………………各少許

時間
30 分鐘

熱量	142 kcal
蛋白質	3.8 g
醣類	11.6 g
鹽分	0.8 g

作法

1. 高麗菜切得稍微大口一點；紅蘿蔔直向對切，再斜切成薄片；香菇切薄片。
2. 將 **1** 與雞翅、番茄都放入鍋中，倒入能剛好浸泡食材的水量後，開火煮沸。
3. 轉較弱的中火煮 20 分鐘，待蔬菜煮軟後，撒鹽、黑胡椒調味，最後以繞圈方式淋上醋。

一鍋到底，美味湯品輕鬆做

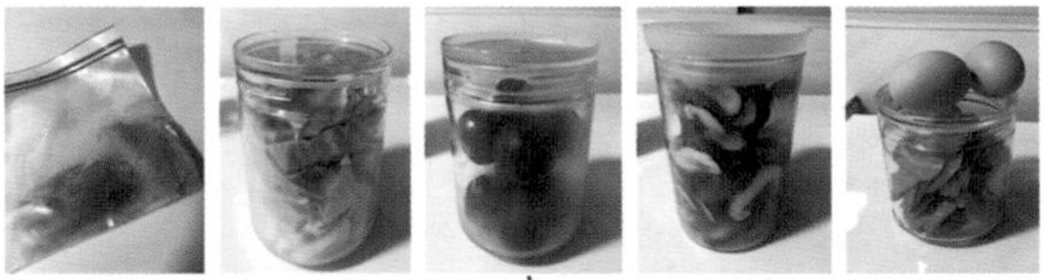

所有食材放入鍋中

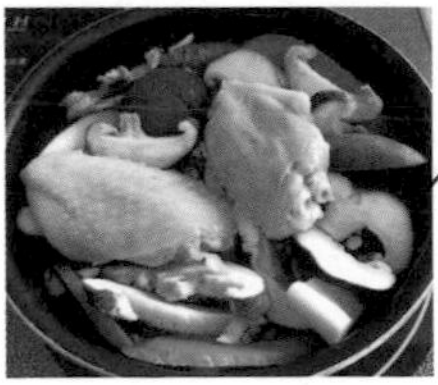

燉煮完成

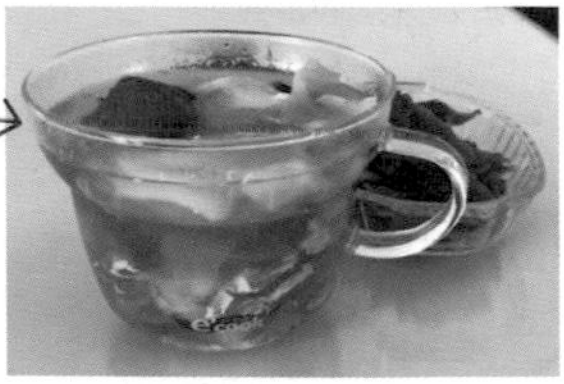

不要想太多，只要將冰箱裡的蔬菜、帶骨肉等食材全部放進鍋中燉煮即可。待蔬菜與肉的鮮味慢慢溶解出來後，再撒上鹽及黑胡椒調味，就很好喝了。起鍋前加少許醋，不只能讓口感更清爽順口，也可結合水溶性食物纖維，有效維護腸道健康。

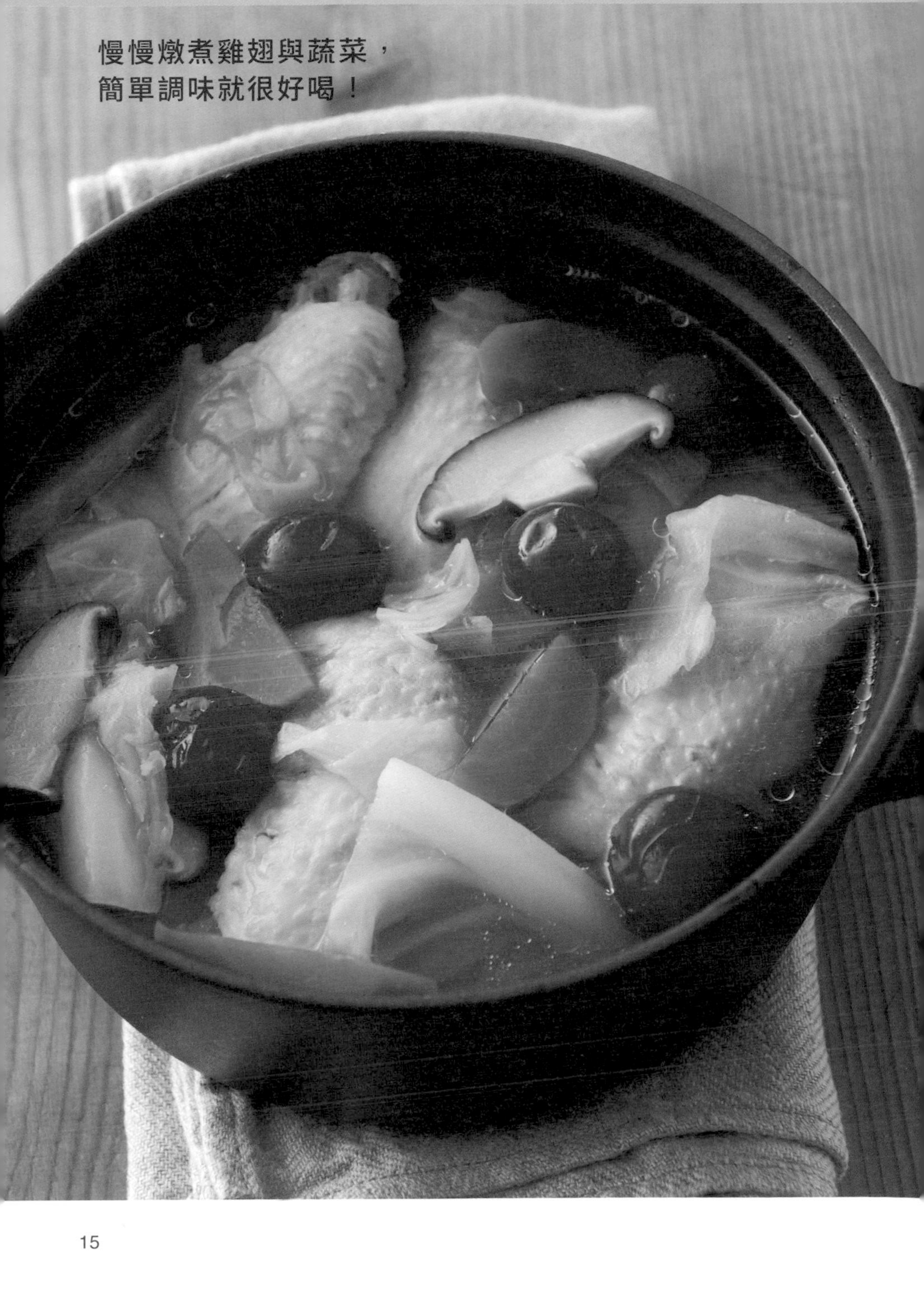
慢慢燉煮雞翅與蔬菜，
簡單調味就很好喝！

相同食材換個方式煮，可創造不同健康效果

用喝湯改善小毛病，預防疾病最有感！

1 完整攝取食材營養，避免浪費

食材含有的營養素與成分中，有許多水溶性物質。雖然汆燙水煮也能釋出水溶性物質，但若做成湯品，食材與湯汁一起吃下肚，就能完整攝取食材營養，毫不浪費。

喝湯的好處是，透過燉煮調理可將蔬菜煮軟，減少食材體積，讓人輕鬆吃下足量蔬菜。沒有食慾時，只要喝湯就能攝取營養。

2 食材好入口，身體好吸收

慢慢燉煮不僅可將食材美味與營養釋出湯中，食材也能被烹煮成容易消化的狀態。說得簡單些，喝湯不僅能攝取各種營養，不會造成腸胃負擔，也能順利被人體吸收。

腸胃較差者或食慾不振時，也能透過喝湯補充營養，作法簡單，一鍋到底好容易。

3 冬天煮熱湯、夏天喝冷湯，從體內調節體溫

料多味美的熱湯可從內部溫暖身體，身體暖和了，血液循環就會變好，不但能提升內臟功能，還能調理體質。

遇到熱氣容易蓄積在體內的炎熱夏季時，則可做成美味冷湯，或是以優格、水果為湯底，享受冰涼的甜湯。不只能消除體內的多餘熱氣，在攝取各種營養的同時，還能補充因出汗流失的水分。抗病蔬菜湯可以調節體溫，一年四季都能輕鬆享用。

4 廚藝不佳也沒問題，放入鍋中煮就很好喝

煮湯一點都不難，將食材放入鍋中，接著開火燉煮即可。鍋中充滿大量釋出的肉和魚鮮味、蔬菜的甜味，起鍋前只要加上少許調味料，就是一鍋美味的抗病蔬菜湯。

無論是廚藝不佳，或沒時間做菜的人，皆無須擔心！本書在後文會介紹作法更簡單的「**一分鐘快速湯**」（**請參閱頁三六至三九**），這幾道湯無須開火，只要拌勻即可。輕鬆又簡單，各位不妨試試。

壓力大竟和腸道健康有關！

腸內菌叢若失衡，容易焦慮不安

人體有一種神經傳達物質可以掌控感覺與情緒，名為「血清素」（Serotonin）。血清素又稱為幸福荷爾蒙，體內約有十毫克。在這十毫克血清素中，大約九成存在腸道裡，剩下的八%存在血液裡，腦中約有二%。由於血清素是在腸道合成的，因此腸道的含量會比大腦多。

食物中的色胺酸（Tryptophan，胺基酸的一種）會在體內形成血清素，不過，並非大量攝取色胺酸就能製造出大量血清素。血清素的合成與腸道細菌息息相關，腸道菌叢若是失衡，就無法充分合成血清素。

簡單來說，只要腸道環境正常，就能充分分泌血清素，維持穩定的心理狀態，湧現幸福感；若腸道環境失調，人就容易感到焦慮和不安。

「強化腸道健康」對於穩定心靈和情緒來說，是非常重要的課題。

第一章

簡單食材就能做

喝湯提升免疫力！

維持健康這樣做

提升「免疫力」，預防各式疾病

相信每個人都希望「永遠健康，長命百歲」。不過，怎麼做才能真正保持健康，延長壽命呢？最重要的是打造不容易生病，以及即使生病也能避免重症，順利恢復健康的身體。想要達成這個目標，「免疫力」是關鍵。

免疫力指的是不讓身體遭受流感等病毒或細菌入侵，有助於預防疾病，或是即使染病也能痊癒的力量。平時強化免疫力，可以幫助我們抑制癌細胞生長，維持年輕的身體狀態，也有利於預防憂鬱症等心理疾病。

人體七成的免疫細胞存於腸道，因此，若想強化免疫力，必須強化腸道，並抑制活性氧，避免活性氧導致身體老化。我們每天吃的食物，深深影響「強化腸道」與「抑制活性氧」的成效。調整飲食內容，才能強化免疫力，打造不生病的健康身體。

〇 免疫力提升時

打造不怕癌症攻擊的體質

人體每天生成大約 5000 個癌細胞，免疫力會攻擊並消滅這些癌細胞。

預防憂鬱症等各種心理疾病

腸內細胞將幸福荷爾蒙運送至大腦。

✖ 免疫力下降時

發生過敏性疾病

引發異位性皮膚炎、氣喘、花粉症等。

發生自體免疫性疾病

由自體免疫力攻擊身體組織，進而引起的疾病。

免疫力的作用

預防感染

預防流感等病原體（病毒與細菌）的感染。

維持健康

打造可迅速消除疲勞、治癒疾病，抗壓力強的身體。

預防老化

活化新陳代謝，預防身體功能變差與細胞組織老化。

七成「免疫細胞」在腸道，每天喝湯就能強化！

腸道是從我們吃的食物中吸收營養，再將老廢物質製成糞便後排出的器官。不過，腸道的作用不僅止於此。

免疫細胞大約有七成集中在腸道，腸內細菌負責活化免疫細胞。腸道裡約有兩百種、多達一百兆個腸內細菌。腸內細菌分成好菌、壞菌與伺機菌三種，重點在於這三者的比例。在正常情況下，伺機菌對身體「不好」、「不壞」，端看好菌與壞菌中誰較強勢，伺機菌會加入強勢菌的陣營。這三大菌的黃金比例是：好菌二〇%、壞菌一〇%、伺機菌七〇%。讓好菌維持在優勢狀態，就是強化免疫力的重點。

想讓好菌居於優勢，必須多吃富含食物纖維和抗氧化成分的蔬菜。發酵食品是好菌最愛吃的食物，因此也不可或缺。此外，能強化腸道黏膜屏障功能的短鏈脂肪酸，也是每天都要攝取的養分。因此，只要每天喝湯，就能維持腸內菌的比例。

腸內細菌的種類

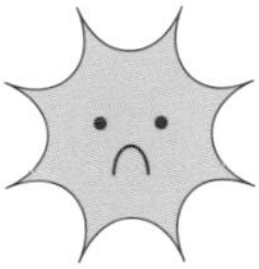

好菌
- 乳酸菌
- 比菲德氏菌等

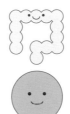

伺機菌
- 擬桿菌
- 鏈球菌等

壞菌
- 大腸桿菌
- 產氣莢膜桿菌
- 葡萄球菌等

理想的腸內平衡

好菌

製造出有益於健康和美容的物質

伺機菌

性質不好不壞，幫助優勢菌種發揮作用

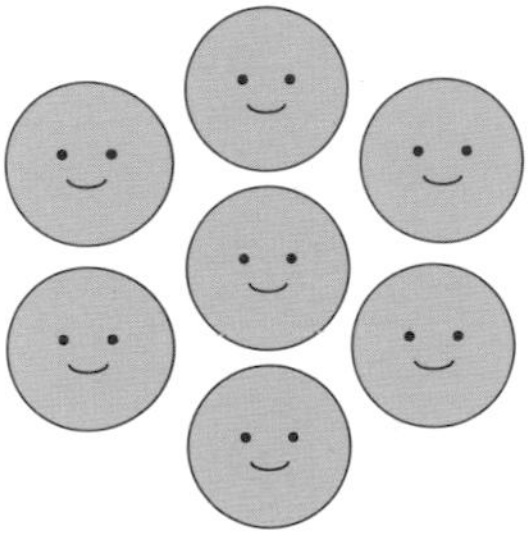

壞菌

增加太多對人體有害，但也會攻擊有害菌種

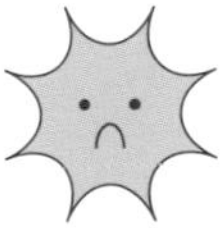

2 : 7 : 1

抗病蔬菜湯的基本食材 ❶

蔬菜各有不同功效，還能抗癌

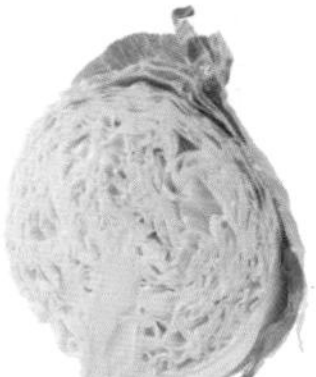

高麗菜

富含異硫氰酸酯，具有超強防癌效果。高麗菜煮成湯之後，體積會變小，反而可以吃更多。

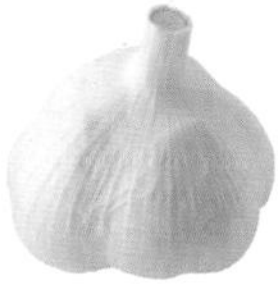

大蒜

位於計畫性食品金字塔頂端的食材，氣味成分異蒜胺酸具有抗氧化及解毒作用。

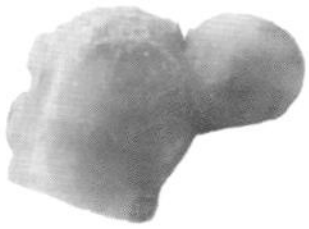

生薑

生薑可以溫暖身體，幫助維持最適體溫，活化免疫細胞。

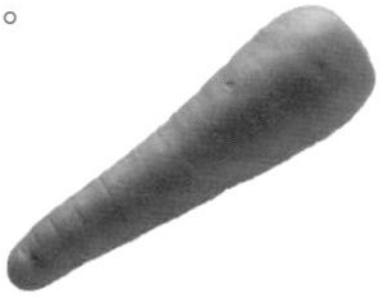

紅蘿蔔

紅蘿蔔的色素成分β-胡蘿蔔素具有超強抗氧化力，是維持皮膚與黏膜健康的最佳幫手。

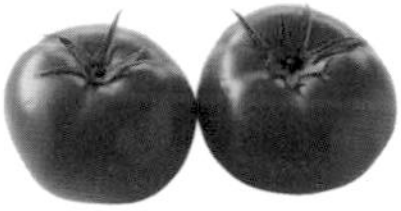

番茄

番茄的紅色來自茄紅素，這是一種具有超強抗氧化作用的植化素，和油脂一起攝取可以提升吸收率。

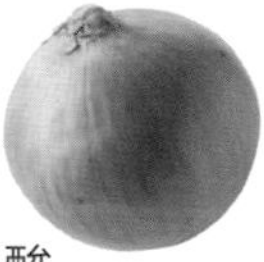

洋蔥

含有抗氧化成分異蒜胺酸與異硫氰酸酯，並富含寡醣，可促進腸內益菌生長。

食品金字塔內的食物，皆具有防癌功效

長壽的基本條件是不生病。為了達到這一點，飲食習慣相當重要。

左頁的圖是由美國國家癌症研究所發表的「計畫性食品金字塔」。癌症如今已成為十分普遍的疾病，曾有統計指出，兩人之中就有一人罹癌，列入計畫性食品金字塔的食材，都是具有防癌功效的食物。這些食物的共通點就是，它們都含有「植化素」（植物

有助於預防癌症的食品＆成分

計畫性食品金字塔

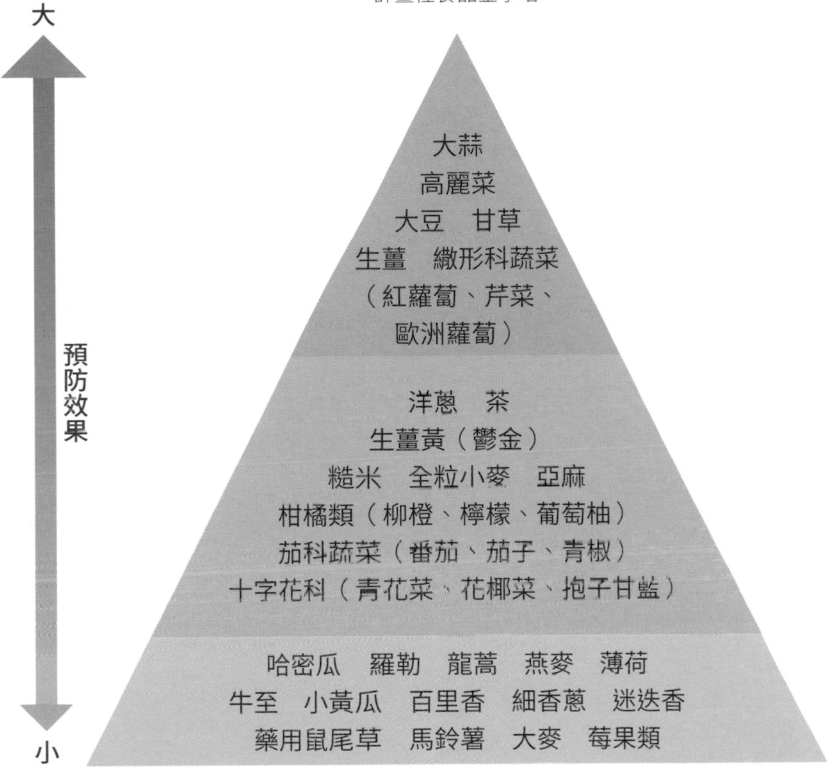

（引用自美國國家癌症研究所）

化學成分）。植化素是多酚與類胡蘿蔔素的總稱，是植物性食物擁有的機能性成分，超強抗氧化力可以抑制在體內作亂的活性氧。

另一項關鍵是「食物纖維」。充分攝取食物纖維可以完全排出體內的老廢物質，重整腸內細菌的平衡，讓好菌居於優勢，提升免疫力。此外，食物纖維也有助於避免血糖值和膽固醇上升。

食物纖維分成不溶性和水溶性，煮成湯後可充分攝取水溶性食物纖維，毫不浪費。

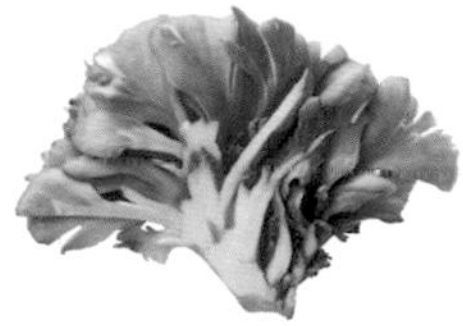

菇類
所有菇類都富含食物纖維，含有大量 β- 葡聚糖等，有助於提升免疫力的健康成分。

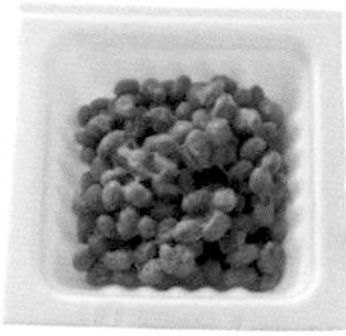

納豆
除了食物纖維之外，也富含納豆激酶等淨化血液的健康成分。

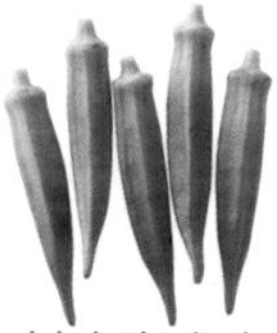

秋葵
帶有黏液的食材也富含水溶性食物纖維，秋葵含有大量 β- 胡蘿蔔素，具有超強抗氧化作用。

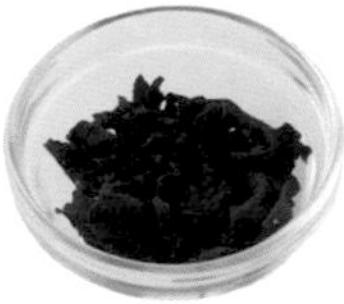

海藻
含有大量的褐藻醣膠與海藻酸等水溶性食物纖維，同時也富含各種礦物質。

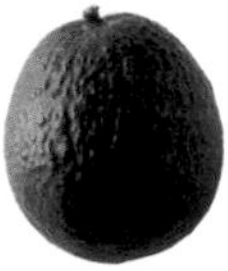

酪梨
除了食物纖維，還富含有助降低腦中風、心肌梗塞發作風險的葉酸，及抗氧化成分維他命 E。

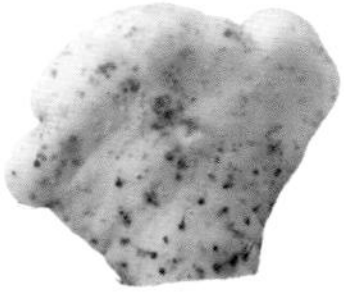

山藥
特點是含有澱粉酶，具滋養強壯之效。特有的黏液成分也有助於抑制糖分吸收。

腸道健康後，也能改善糖尿病及肥胖

食物纖維有助於增加維持腸道健康的「短鏈脂肪酸」。當腸內細菌分解發酵食物纖維，就會生成短鏈脂肪酸。這項物質不只能促進腸內細菌增生，修復腸黏膜，還能被腸壁吸收，進入血液，阻止脂肪進入細胞。

總而言之，短鏈脂肪酸可發揮預防肥胖的效果，還可生成腸泌素，促進胰島素分泌，有效預防糖尿病。也就是說，只要充分攝取食物纖維，就能產生上述好處。

攝取食物纖維會有什麼效果？

進入體內的食物纖維

↓

在腸道被細菌分解

↓

發酵

↓

生成短鏈脂肪酸

↓

腸道內的短鏈脂肪酸增加後，會有什麼效果？

↓

修復腸黏膜　活化腸內菌叢　增生腸內細菌

改善糖尿病　消除肥胖　抑制身體發炎

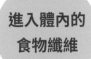

「發酵食品」有哪些健康效果？

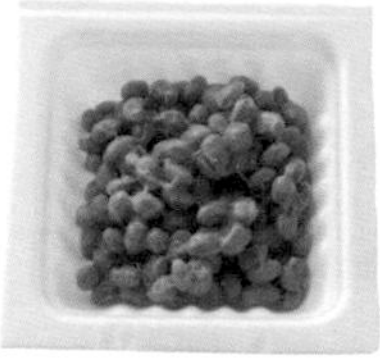

納豆

可說是發酵食品的經典代表。富含的健康成分有助於延年益壽，包括具有超強抗氧化作用的維他命 E、使骨骼強壯的異黃酮等。

醬菜［泡菜、米糠醬菜、酸菜等］

植物性發酵食品不怕胃酸，可在新鮮狀態下進入腸道。充分經過乳酸發酵的醬菜，易於搭配一日三餐，各位不妨多吃。

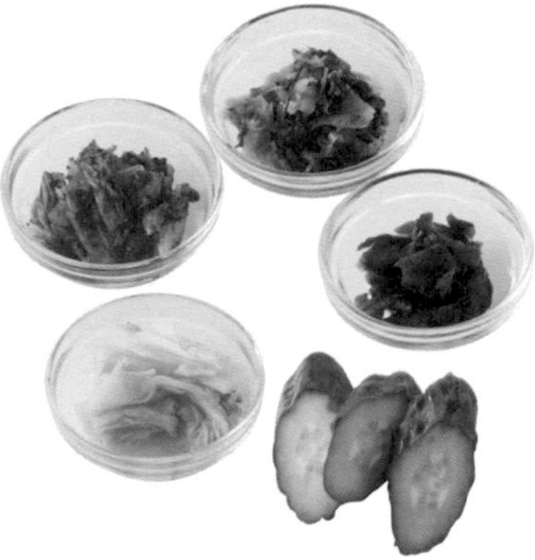

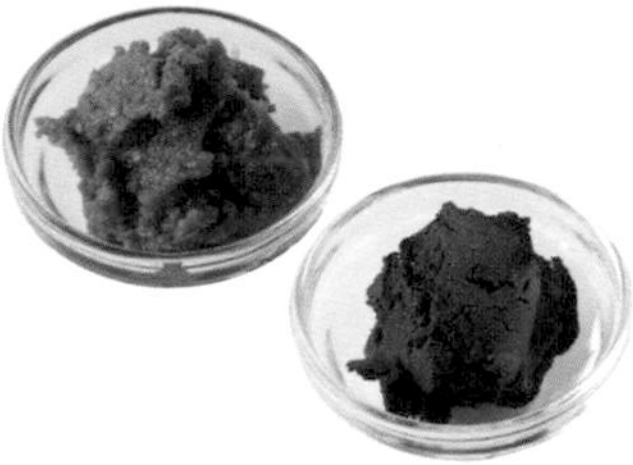

味噌、八丁味噌

不只富含好菌，味噌的原料大豆亦富含食物纖維，是好菌最愛吃的食物，還能促進好菌增生，效果顯著。

發酵食品能增加好菌，提升腸內免疫力！

想要改善腸內環境，除了攝取蔬菜中的食物纖維和植化素之外，「發酵食品」也能發揮關鍵效果。提到發酵食品，最具代表性的就是優格與納豆。此外，一般人熟悉的味噌、醬油、醋、日本酒、米糠醬菜等醃漬品，也是發酵食品的一種。這些食品都富含常見的好菌，也就是乳酸菌。

只要多吃發酵食品，就能維護腸道健康，讓好菌成為

好菌的經典代表！
如何聰明攝取**乳酸菌**？

· 在腸道製造乳酸、醋酸，避免壞菌附著或增生。
· 保持正常的腸道蠕動，改善腹瀉或便祕。

醬菜、納豆、味噌、醬油……
發酵食品的乳酸菌

↓

最適合一般人
的腸道

植物性食品
可在新鮮狀態下進入腸道

↓

自古傳承的發酵食品，有助於強化腸道！

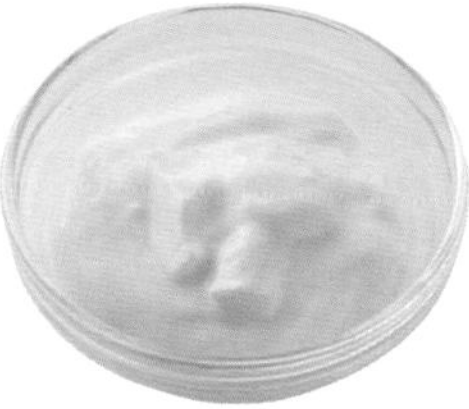

優格

不同製品含有的乳酸菌種類各有不同，建議持續攝取兩週，如果有明顯感覺，例如排便變得順暢，就代表這款乳酸菌適合你。

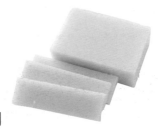

起司

常見的發酵食品，建議攝取未經加熱處理的天然起司。內含鮮味成分麩胺酸，可維持小腸健康。

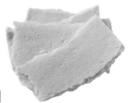

酒粕

釀造日本酒時榨出的殘留物，不僅有發酵食品的優點，更富含食物纖維，具有溫暖身體的功效。適合加在味噌湯裡，做成酒粕湯，美味又順口。

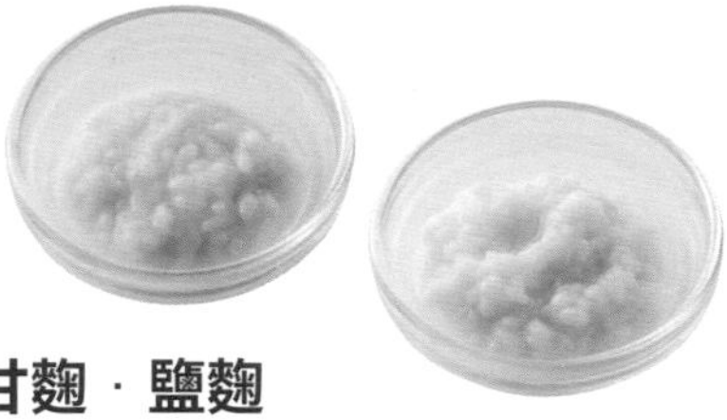

甘麴．鹽麴

在甘麴（製作日式甘酒的原料）和米麴內加鹽，即可發酵出鹽麴。將鹽麴當成調味料使用，不僅能提升湯品的美味度，還可增強健康效果。

腸道內的優勢菌種。

植物性發酵食品比動物性發酵食品更耐胃酸，可在新鮮狀態下進入腸道。米糠醬菜與納豆十分適合腸道吸收，可在腸內充分作用。另一方面，如果你的體質適合食用優格、起司等動物性發酵食品，內含的乳酸菌也會進入腸道，就算沒有進入腸道，也會被好菌吃掉，幫助調整腸內環境，維持菌種數量。寡醣是維持乳酸菌活性的優良物質，兩者一起食用，就能提升發酵食品中乳酸菌的功效。包括大豆、洋蔥及牛蒡都含有大量寡醣。

檢視你的腸道是否健康？

在符合描述的選項□中打 ✔

- □生活作息不規律
- □容易累積疲勞
- □運動量不足
- □有抽菸習慣
- □經常熬夜
- □經常飲酒過量
- □經常感到壓力
- □蔬菜攝取不足
- □攝取過多脂肪
- □攝取過多糖分
- □腹部虛冷
- □睡眠不足

結果如何呢？

以上每個生活習慣都會讓腸內壞菌開始作亂，

十二項中如果勾選**三項以上**，

代表你必須調整生活型態。

帶骨肉和帶骨魚，有哪些健康效果？

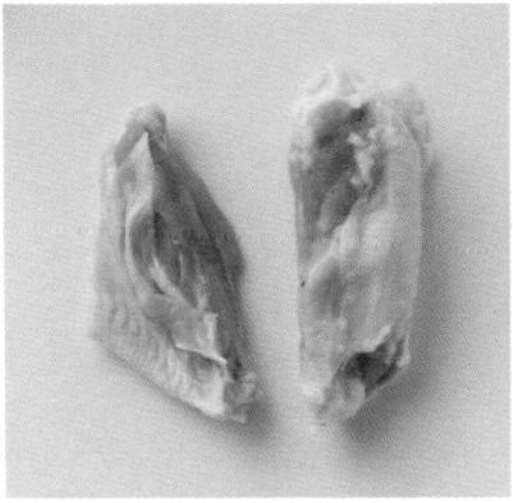

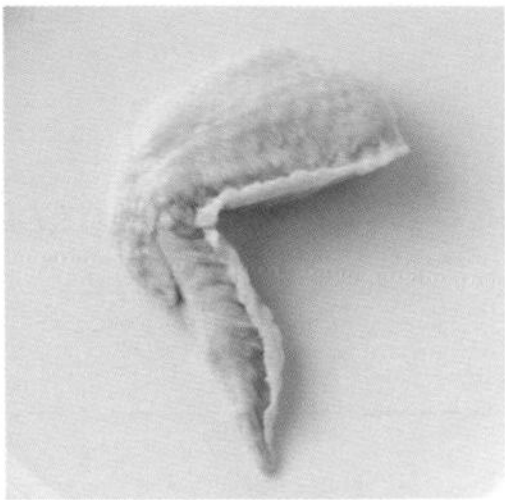

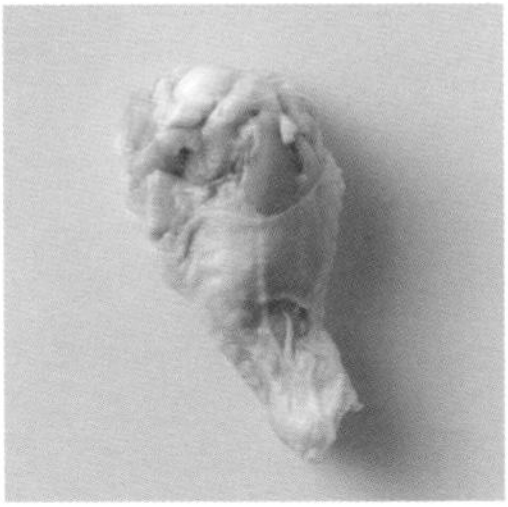

棒棒腿

雞肉富含蛋白質、維他命 A 等營養素，可溫暖身體，是很好消化吸收的食材之一。將雞中翅切成兩半，方便食用。

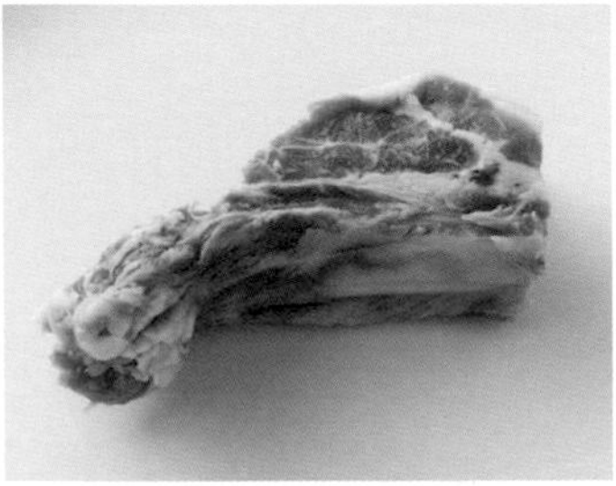

排骨

豬肉內的蛋白質，其胺基酸比例佳，不妨有效利用。排骨富含維他命 B_1，能迅速將醣類轉換成熱量，對消除疲勞也有效。

大骨湯養顏美容，更能維持健康！

香港是全世界最長壽的地區，香港人之所以長壽，全是因為他們經常喝雞湯。在中醫觀念裡，花時間慢慢燉煮的雞湯十分滋養。其實不只是雞湯，利用帶骨肉和帶骨魚熬煮成的湯稱為「大骨湯」（bone broth），許多美國的運動選手和女明星都愛喝，可以養顏美容、維持健康。

名人也愛喝的美容湯！
什麼是大骨湯？

一碗就能喝到各種營養素

可以喝到平常飲食不容易攝取的鉀、磷、鈣、鎂等各種維他命和礦物質，讓人不容易感到疲倦。

減肥期間也適合飲用

喝大骨湯不會攝取過多熱量，還能喝到維持健康必需的營養素，即使正在執行減醣計畫，或需要瘦身的朋友，也能安心飲用。

湯中富含膠原蛋白打造美麗肌膚

大骨會釋放出豐富的膠原蛋白，可以美容養顏、強化髮質。

還能改善「腸漏症」

「腸漏症」是一種腸道屏障出現空隙的疾病，詳情請參閱 p.35。大骨湯有助於改善腸漏症。

大骨湯是家喻戶曉的傳統湯品，指的是將帶骨肉和蔬菜一起燉煮的湯。原理和香港的雞湯相同，此外，日本人自古習慣將切除魚肉後剩下的魚骨和碎肉煮成「魚骨湯」，同樣含有豐富營養價值。

魚骨

鯛魚、紅金眼鯛、鰤魚等

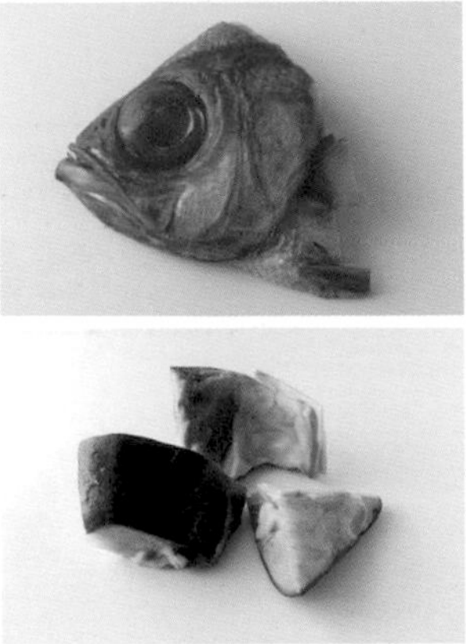

鯛魚、紅金眼鯛、鰤魚等都是很適合煮魚骨湯的食材，切除魚身的魚肉後，將魚骨和碎肉部分下鍋燉煮，可充分釋出魚骨的養分和鮮味。魚骨很便宜，各位不妨多喝。

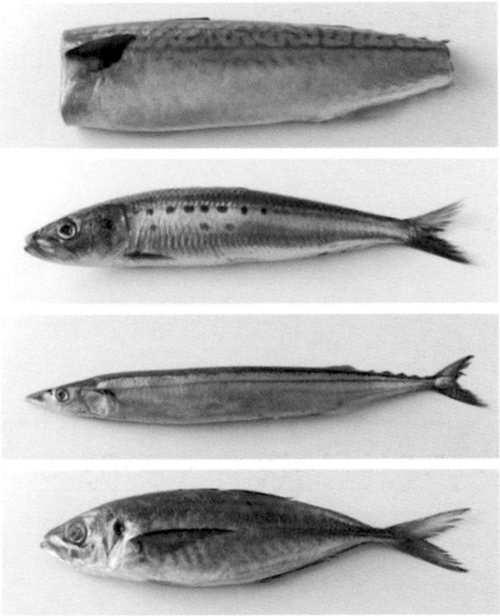

青背魚

［鯖魚、沙丁魚、秋刀魚、竹筴魚］

最大特色是除了可攝取骨頭裡的有效成分之外，還富含 DHA、EPA 等不飽和脂肪酸。DHA 有助於減少膽固醇與中性脂肪；EPA 則能淨化血液。

不瞞各位，我從兩三年前就在喝加入帶骨食材與蔬菜，用料豐富的大骨湯（作法請參閱頁一四）。這款抗病蔬菜湯富含魚或肉的蛋白質、蔬菜的食物纖維，還有水溶性成分等，都是現代人缺乏的重要營養素。骨頭內釋出的明膠也具有調理腸黏膜的功效。明膠內含的膠原蛋白可以強健骨骼與肌腱，維持年輕的肌膚與髮質，還能改善皺紋和鬆弛，可說是名符其實的營養湯品。

食材鮮味完全溶入大骨湯中，作法簡單又美味。一起來喝對身體最好的抗病蔬菜湯吧！

七成現代人的腸道一直滲漏異物？
什麼是「腸漏症」？

發病原因是飲食習慣及壓力！

腸內細菌不足等各種原因導致腸道衰弱

↓

現代飲食型態，讓腸黏膜耗損得更厲害

腸漏症發作！

原本不應該孳生的毒素、細菌、未消化的食物，全都進入血液裡

↓

小腸黏膜出現無數小「洞」

引發各種身體失調與疾病！

食物過敏、氣喘、免疫力降低、動脈硬化、糖尿病、自體免疫疾病、憂鬱症、肌膚粗糙、花粉症等過敏反應、腹瀉、便祕、失眠、關節炎、風濕性關節炎、慢性疲勞、腹痛、腹脹等。

超省時！
倒熱水就好

熱熱喝最好！一分鐘元氣熱湯

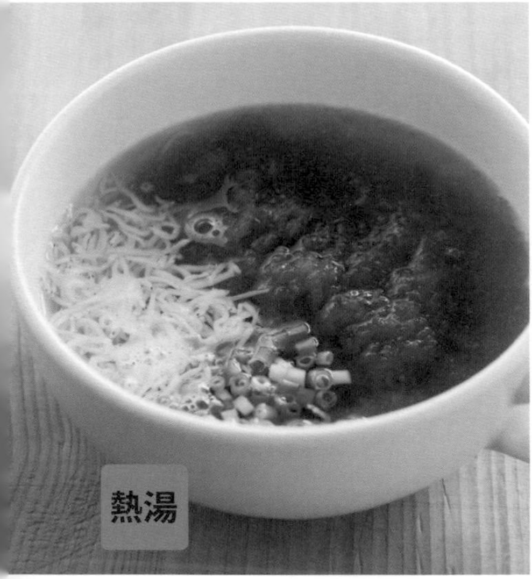

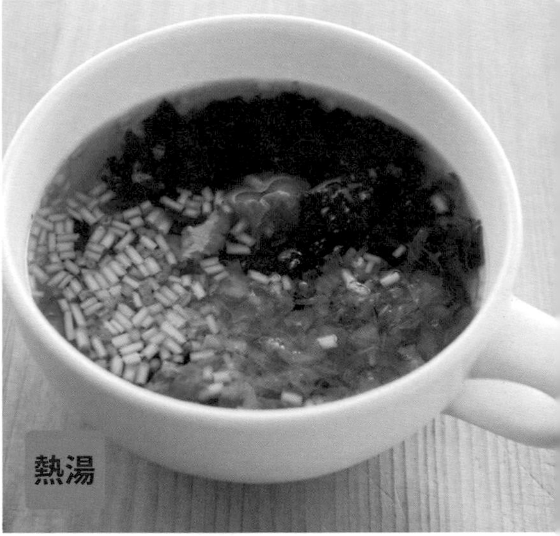

魩仔魚昆布湯

時間
1 分鐘

熱量	20 kcal
蛋白質	2.9 g
醣類	1.4 g
鹽分	0.8 g

材料 & 作法（1 人份）

準備魩仔魚乾 10g、薯蕷昆布 4g、萬能蔥花 2 大匙、醬油少許。將上述食材放入碗中，倒入熱水 3/4 杯即可。

梅乾柴魚海苔湯

時間
1 分鐘

熱量	18 kcal
蛋白質	3.1 g
醣類	0.9 g
鹽分	2.0 g

材料 & 作法（1 人份）

準備醃梅乾 1 顆、柴魚片 3g、1/2 片烤海苔（撕碎）、鴨兒芹 4~5 根（切成 0.5 公分寬）、醬油少許。將上述食材放入碗中，倒入熱水 3/4 杯即可。

有時因為工作忙碌或感到疲憊而不想煮飯時，
不妨簡單地做一碗蔬菜湯，只要倒水就能完成。
現在，為各位介紹清爽順口的四道熱湯和冷湯。

※ 試過味道後如果覺得太清淡，可適量添加鹽及胡椒。湯品分量皆為 1 人份。

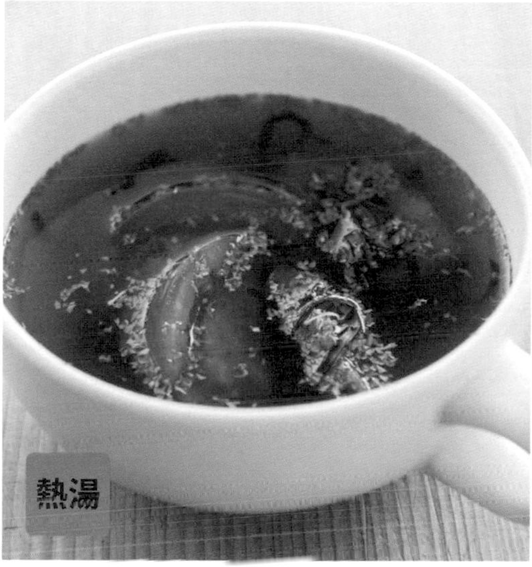

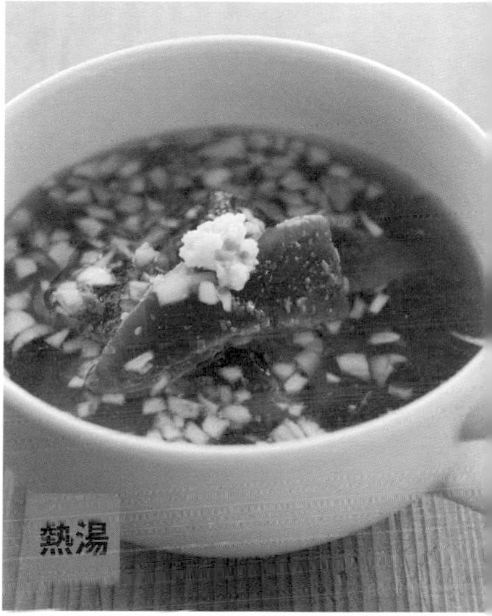

鹽昆布番茄綠茶湯

時間 1 分鐘

熱量	15 kcal
蛋白質	1.4 g
醣類	3.1 g
鹽分	0.9 g

材料 & 作法（1 人份）

準備鹽昆布 5g、番茄（切成一口大小）1/4 顆（50g）、乾燥荷蘭芹、粗磨白胡椒少許。將上述食材放入碗中，倒入熱綠茶 3/4 杯即可。

白芝麻鮪魚湯

時間 1 分鐘

熱量	75 kcal
蛋白質	14.0 g
醣類	1.8 g
鹽分	1.5 g

材料 & 作法（1 人份）

準備鮪魚生魚片（赤身）50g、長蔥（切成蔥末）5cm、白芝麻粉 1 大匙、醬油 1/2 大匙。將上述食材放入碗中，倒入熱水 3/4 杯，再添加少許山葵泥即可。

超省時！
倒冷水就好

口感清爽！一分鐘開胃冷湯

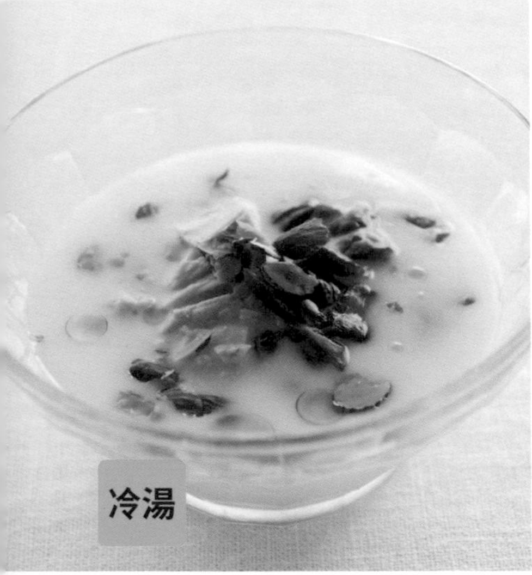

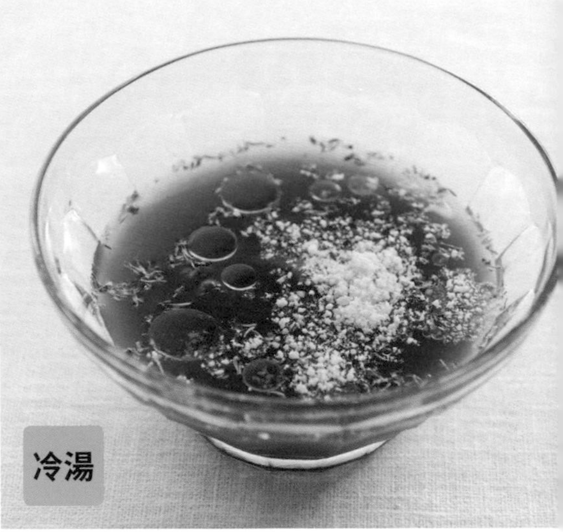

柴漬優格湯

時間
1 分鐘

熱量	129 kcal
蛋白質	9.5 g
醣類	6.1 g
鹽分	1.1 g

材料 & 作法（1 人份）

準備柴漬醬菜（切碎）20g、鮪魚（水煮罐頭）30g、小茴香粉少許。將上述食材放入碗中，倒入原味優格 1/2 杯、冷水 1/4 杯，再淋上橄欖油 1/2 小匙、撒上杏仁（切碎）3 顆即可。

西班牙番茄冷湯

時間
1 分鐘

熱量	57 kcal
蛋白質	1.4 g
醣類	1.6 g
鹽分	0.1 g

材料 & 作法（1 人份）

準備切塊番茄（罐頭）50g、乾燥牛至、乾燥百里香、紅辣椒各少許。將上述食材放入碗中，倒入冷水 1/2 杯，再撒上起司粉、橄欖油各 1 小匙即可。

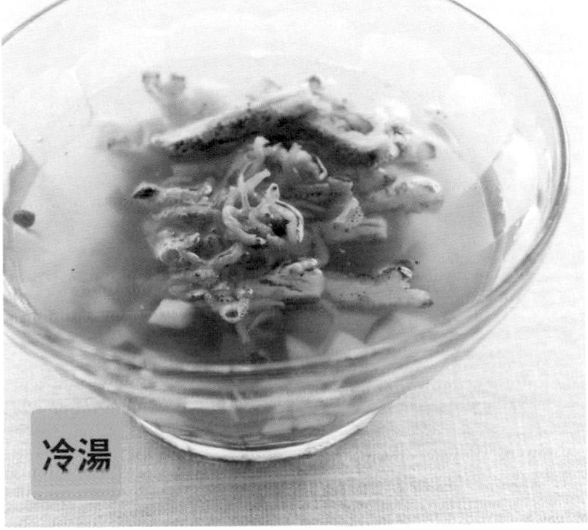

油豆腐皮佐山椒小魚綠茶湯

時間 1分鐘

熱量	71 kcal
蛋白質	7.1 g
醣類	1.6 g
鹽分	2.5 g

材料＆作法（1人份）

準備米糠醬菜（小黃瓜、紅蘿蔔、蕪菁等，切成5mm小塊）30g、油豆腐皮1/2片（煎出香味後切細絲）、山椒小魚10g、醬油少許。將上述食材放入碗中，再倒入冷綠茶3/4杯即可。

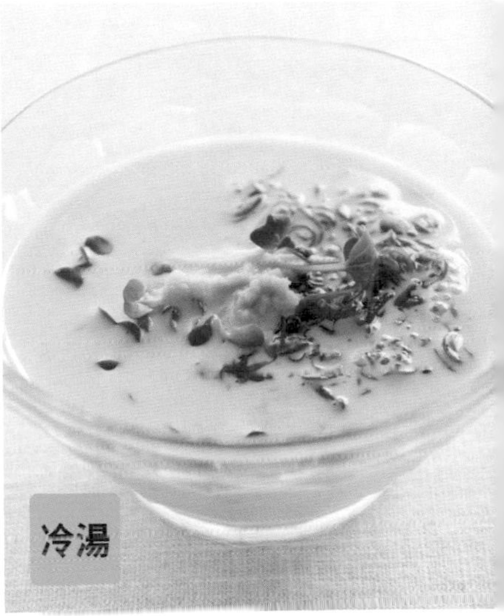

海帶豆漿湯

時間 1分鐘

熱量	78 kcal
蛋白質	5.9 g
醣類	5.6 g
鹽分	0.6 g

材料＆作法（1人份）

準備和布蕪（即海帶的根部）1/2包（20g）、蘿蔔嬰（切成容易入口的大小）1/4包。將上述食材放入碗中，倒入豆漿（成分無調整）3/4杯，再添加少許山葵泥。

本書的使用方式

基本上材料分量為 2 人份，但有些料理基於容易製作或不浪費食材等原因，做出來的分量比較多，此時會標示為「容易製作的分量」。

標註料理名稱、料理味道或作法等特徵。

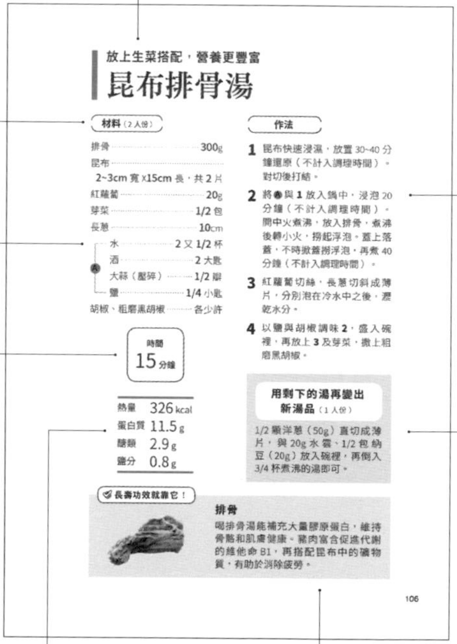
放上生菜搭配，營養更豐富

昆布排骨湯

材料（2 人份）

排骨……300g
昆布……
2~3cm 寬 x15cm 長，共 2 片
紅蘿蔔……20g
芽菜……1/2 包
長蔥……10cm
Ⓐ 水……2 又 1/2 杯
酒……2 大匙
大蒜（壓碎）……1/2 瓣
鹽……1/4 小匙
胡椒、粗磨黑胡椒……各少許

時間 15 分鐘

熱量 326 kcal
蛋白質 11.5 g
醣類 2.9 g
鹽分 0.8 g

作法

1 昆布快速浸濕，放置 30~40 分鐘還原（不計入調理時間）。對切後打結。
2 將Ⓐ與 1 放入鍋中，浸泡 20 分鐘（不計入調理時間）。開中火煮沸，放入排骨，煮沸後轉小火，撈起浮泡。蓋上落蓋，不時掀蓋撈浮泡，再煮 40 分鐘（不計入調理時間）。
3 紅蘿蔔切絲，長蔥切斜成薄片，分別泡在冷水中之後，瀝乾水分。
4 以鹽與胡椒調味 2，盛入碗裡，再放上 3 及芽菜，撒上粗磨黑胡椒。

用剩下的湯再變出新湯品（1 人份）

1/2 顆洋蔥（50g）直切成薄片，與 20g 水雲、1/2 包納豆（20g）放入碗裡，再倒入 3/4 杯煮沸的湯即可。

長壽功效就靠它！

排骨

喝排骨湯能補充大量膠原蛋白，維持骨骼和肌膚健康。豬肉富含促進代謝的維他命 B1，再搭配昆布中的礦物質，有助於消除疲勞。

106

材料表基本按照主材料、副材料、調味料順序記載，方便採購食材。

本食譜中的料理，均在 2 至 4 個步驟內完成，簡單易作。

記錄完成料理的概略時間，不包含食材泡水、放涼等閒置時間，如遇這類情形請自行斟酌。

湯如果沒喝完，此處介紹可應用的延伸料理。

標示 1 人份的熱量、蛋白質、醣類與鹽分，需要忌口或擔心肥胖問題的朋友，不妨參考。

說明湯品使用的主食材特色及效果。

- 1 杯 =200ml、1 大匙 =15ml、1 小匙 =5ml。
- 未特別介紹者，代表省略清洗蔬菜、去皮等基本的前置作業。
- 為了添加鮮味和礦物質等成分，有些湯品煮時會使用昆布，可在盛盤時拿掉，或依個人喜好當配料吃。
- 材料欄的「日式高湯」，可使用柴魚和昆布煮的日常高湯，或使用市售的顆粒狀高湯粉。

第二章

富含植化素的

低醣蔬菜湯

生薑可改善手腳冰冷

高麗菜魩仔魚生薑湯

材料（2 人份）

- 高麗菜 ······ **1/4** 顆（**250**g）
- 魩仔魚乾 ······ **20**g
- 生薑泥 ······ **1** 小匙
- 大蒜（壓碎）······ **1/2** 瓣
- 橄欖油 ······ **1/2** 大匙
- 日式高湯 ······ **2** 杯
- 鹽 ······ **1/4** 小匙
- 黑胡椒 ······ 少許

作法

1. 將高麗菜切成 2~3cm 小塊。
2. 橄欖油和大蒜放入鍋中，開中火爆香，再放入高麗菜拌炒。
3. 加入日式高湯煮沸，轉較弱的中火，將高麗菜煮至熟透。撒鹽與黑胡椒調味，再盛入碗裡，放上生薑和魩仔魚。

時間
15 分鐘

熱量	72 kcal
蛋白質	4.1 g
醣類	5.0 g
鹽分	1.1 g

健康功效就靠它！

高麗菜＋魩仔魚乾＋生薑

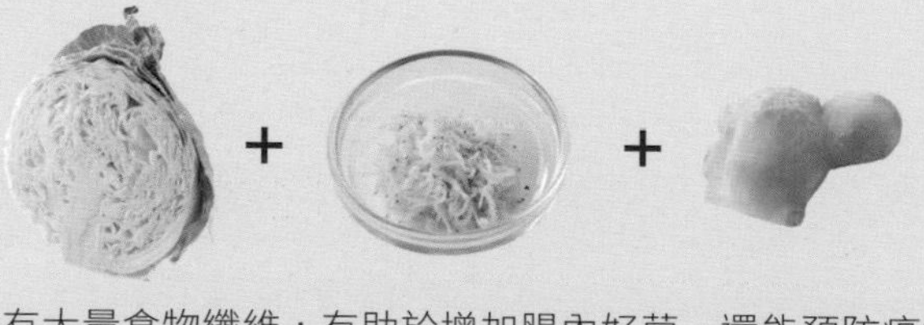

高麗菜含有大量食物纖維，有助於增加腸內好菌，還能預防癌症。湯裡的魩仔魚乾可促進荷爾蒙（DHEA）分泌，提高燃脂效率，預防糖尿病。生薑能改善手腳冰冷症狀，掃除萬病之源。

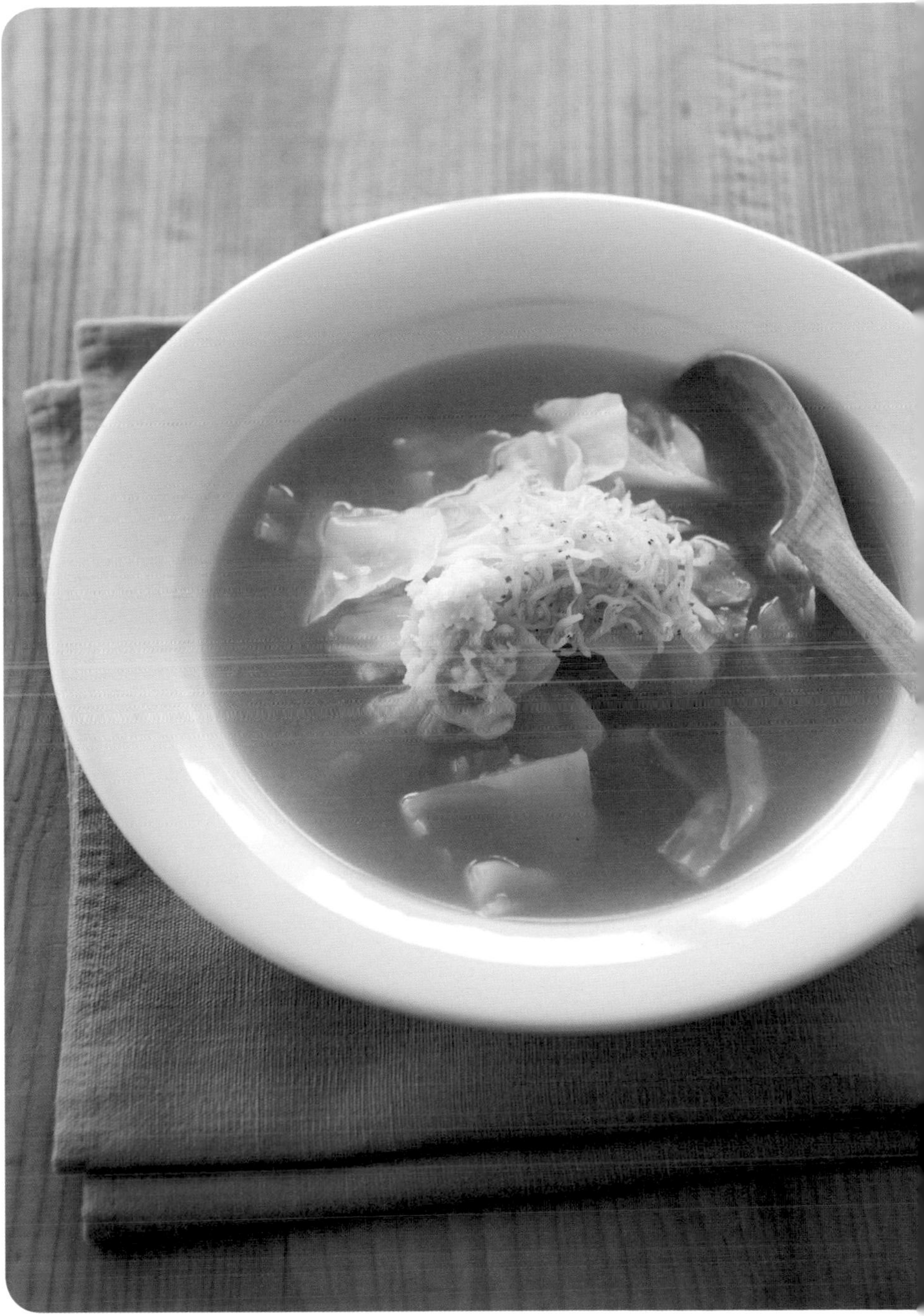

帶有鹹味和鮮味的鯷魚，可提升湯品風味

茄子鯷魚番茄湯

材料（2人份）

- 茄子……2根（150g）
- 洋蔥……1/4顆（50g）
- 紅椒……1/2顆（80g）
- 大蒜（壓碎）……1/2瓣
- 鯷魚……2條（10g）
- 月桂葉……1/2片
- 橄欖油……1大匙
- A
  - 熱水……1又1/4杯
  - 切塊番茄（罐頭）……150g
  - 鹽……1/4小匙
  - 荷蘭芹（切碎）……少許

作法

1. 茄子、洋蔥、紅椒切成1cm塊狀；鯷魚切碎。
2. 將橄欖油和大蒜放入鍋中，開中火爆香，再放入洋蔥、紅椒及茄子拌炒。炒軟後放入鯷魚、月桂葉再炒一下。
3. 將A放入鍋中，煮至沸騰，撈起浮沫，轉較小的中火煮約7~8分鐘。盛入碗裡，撒上荷蘭芹。

時間 15分鐘

熱量	120 kcal
蛋白質	3.5 g
醣類	9.1 g
鹽分	1.3 g

健康功效就靠它！

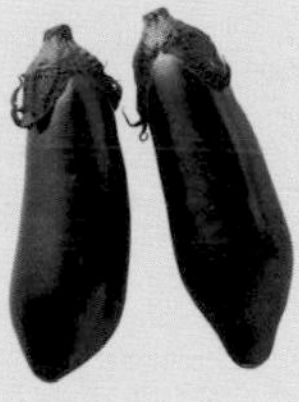

茄子

茄子含花青素，具有超強抗氧化作用，可預防癌症，提升免疫力，以達到抗老化功效。大蒜也具有抗癌效果。最後撒上的荷蘭芹則含鉀，能預防高血壓，不妨多撒一點。

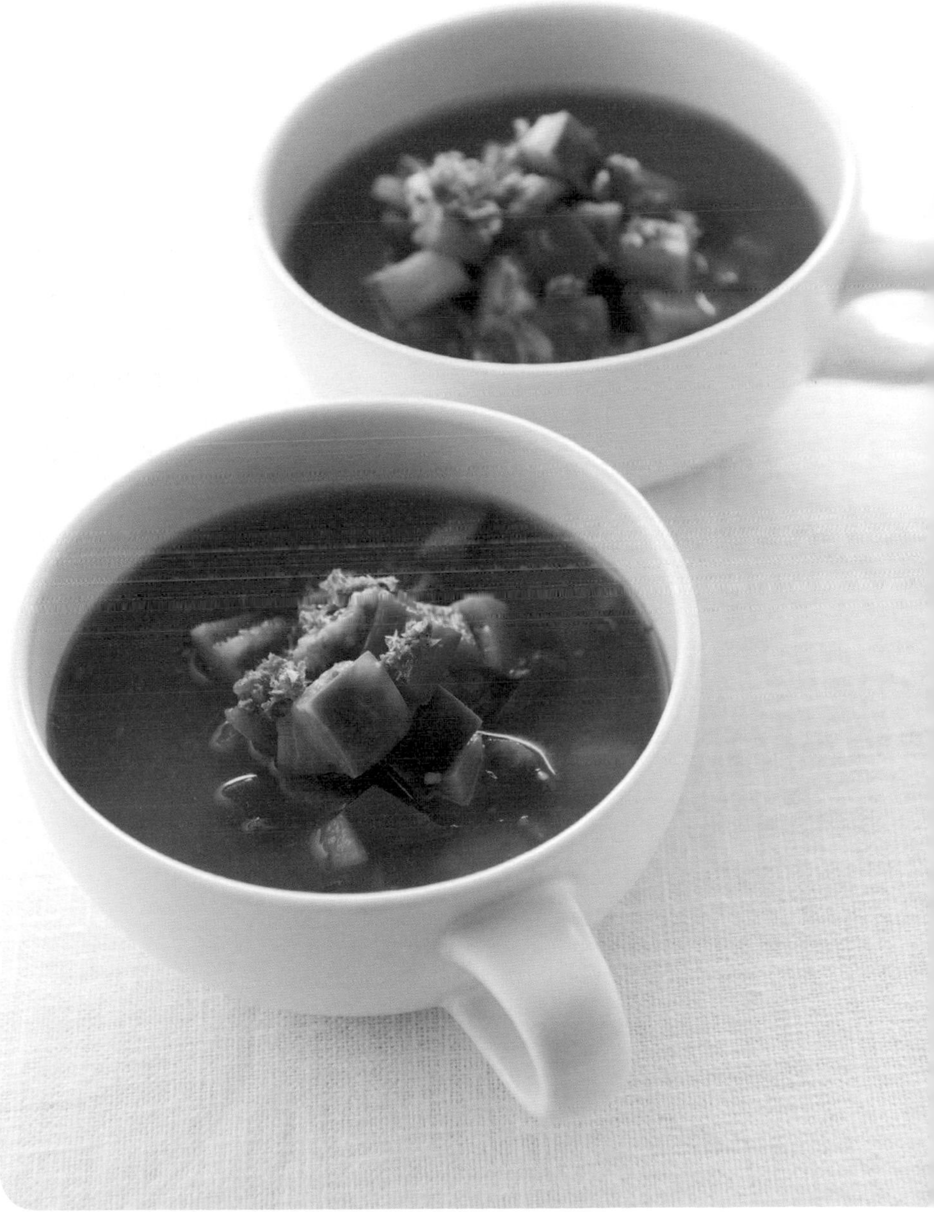

咖哩粉的香氣令人難忘，味道溫潤順口

洋蔥咖哩牛奶湯

材料（2 人份）

洋蔥 ………… 1 又 1/4 顆（250g）
橄欖油 ………… 1 大匙
咖哩粉 ………… 1/2 小匙
日式高湯 ………… 1 又 1/2 杯
月桂葉 ………… 1/2 片
牛奶 ………… 1/2 杯
鹽 ………… 少許
黑胡椒 ………… 少許
萬能蔥（切成蔥花）………… 少許

作法

1 洋蔥順著纖維，直切成薄片。

2 將橄欖油倒入鍋中，開中火加熱，放入洋蔥炒軟，再撒上咖哩粉拌炒。

3 鍋中放入日式高湯、月桂葉煮沸，撈起浮沫，轉較小的中火煮 7~8 分鐘。倒入牛奶再次煮沸，撒鹽、黑胡椒調味。盛入碗裡，撒上萬能蔥。

時間 15 分鐘

熱量	142 kcal
蛋白質	3.8 g
醣類	11.6 g
鹽分	0.8 g

健康功效就靠它！

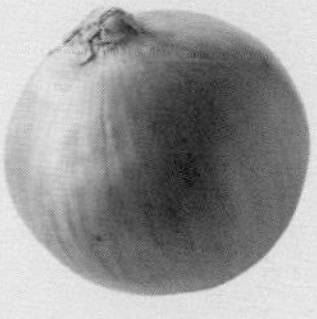

洋蔥

洋蔥內的丙硫醚具有淨化血液的效果，加熱後可轉變成預防血栓和動脈硬化的成分。咖哩粉等辛香料具有溫暖身體，促進血液循環的作用。

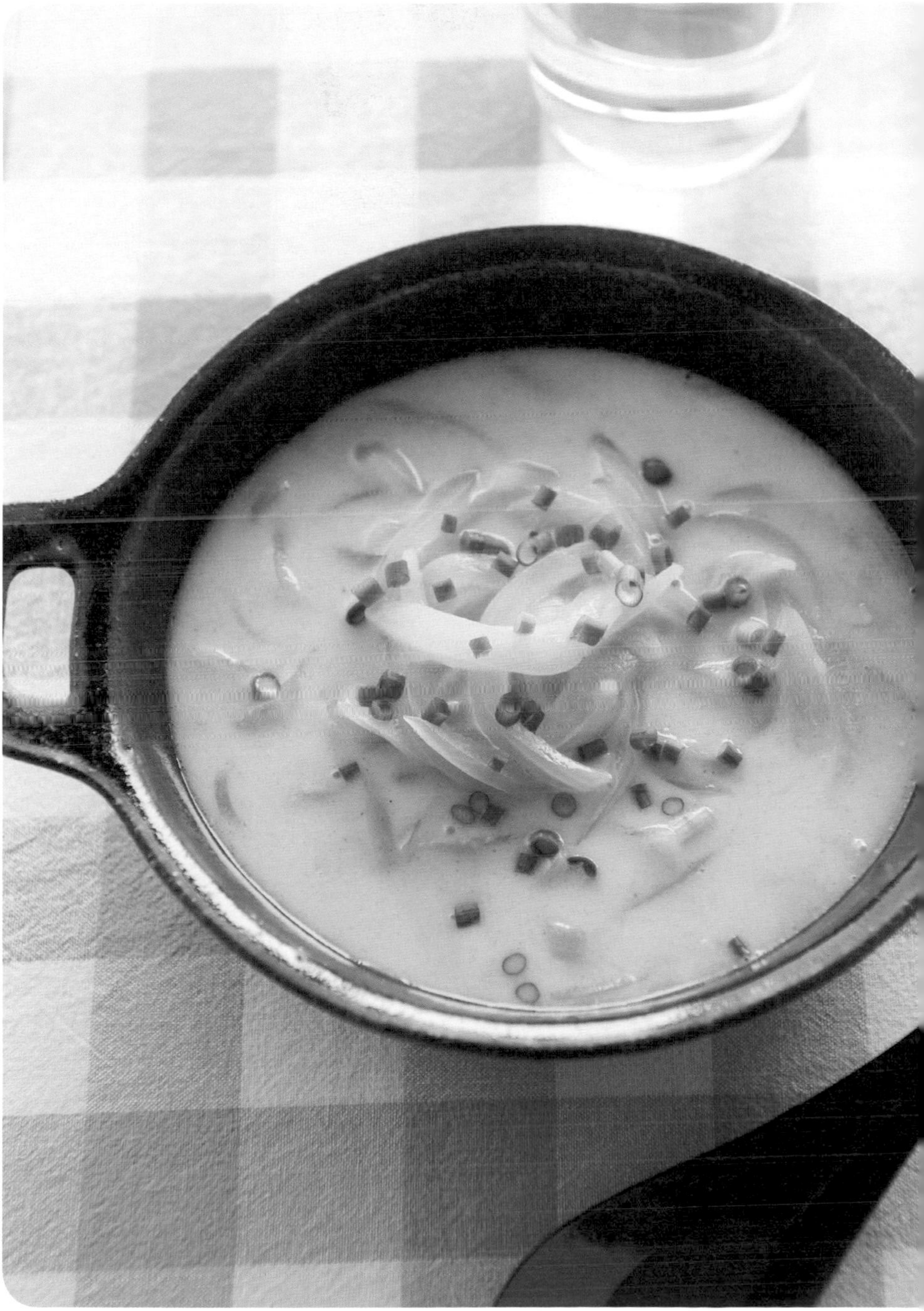

山椒香氣撲鼻而來，更帶有順滑口感

山椒紅蘿蔔濃湯

材料（2人份）

紅蘿蔔 …… 1/2 根（80g）
洋蔥 …… 1/4 顆（50g）
培根 …… 1 片（20g）
橄欖油 …… 1/2 大匙
月桂葉 …… 1/2 片
Ⓐ 水 …… 1 又 1/4 杯
Ⓐ 昆布 …… 2 片（3cm）
牛奶 …… 1/2 杯
Ⓑ 鹽 …… 1/5 小匙
Ⓑ 黑胡椒、山椒粉 …… 各少許
山椒芽 …… 4 片

時間 60 分鐘

熱量	134kcal
蛋白質	3.7g
醣類	8.3g
鹽分	1.0g

作法

1 將Ⓐ放在碗中，浸泡 20 分鐘。紅蘿蔔切成 3~4mm 厚的半圓形；洋蔥順著纖維，直切成薄片；培根切成細條狀。

2 橄欖油倒入鍋中，開中火加熱，放入培根拌炒。炒出油脂後放入洋蔥，洋蔥炒軟後加入紅蘿蔔炒熟。

3 放入Ⓐ與月桂葉煮沸，蓋上鍋蓋，轉較小的中火煮 20~25 分鐘。放涼後（不計入調理時間），取出昆布和月桂葉，鍋中食材放入果汁機打勻。

4 將 3 倒回鍋中，加入牛奶覆熱。最後撒上Ⓑ調味，盛碗後放上山椒芽裝飾。

健康功效就靠它！

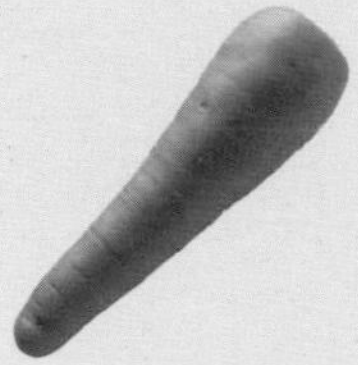

紅蘿蔔

紅蘿蔔富含 β- 胡蘿蔔素。β- 胡蘿蔔素具有超強抗氧化作用，能有效預防癌症及提升免疫力，與油一起調理可以提升吸收率。紅蘿蔔皮的 β- 胡蘿蔔素含量較多，建議連皮一起吃，效果更好。

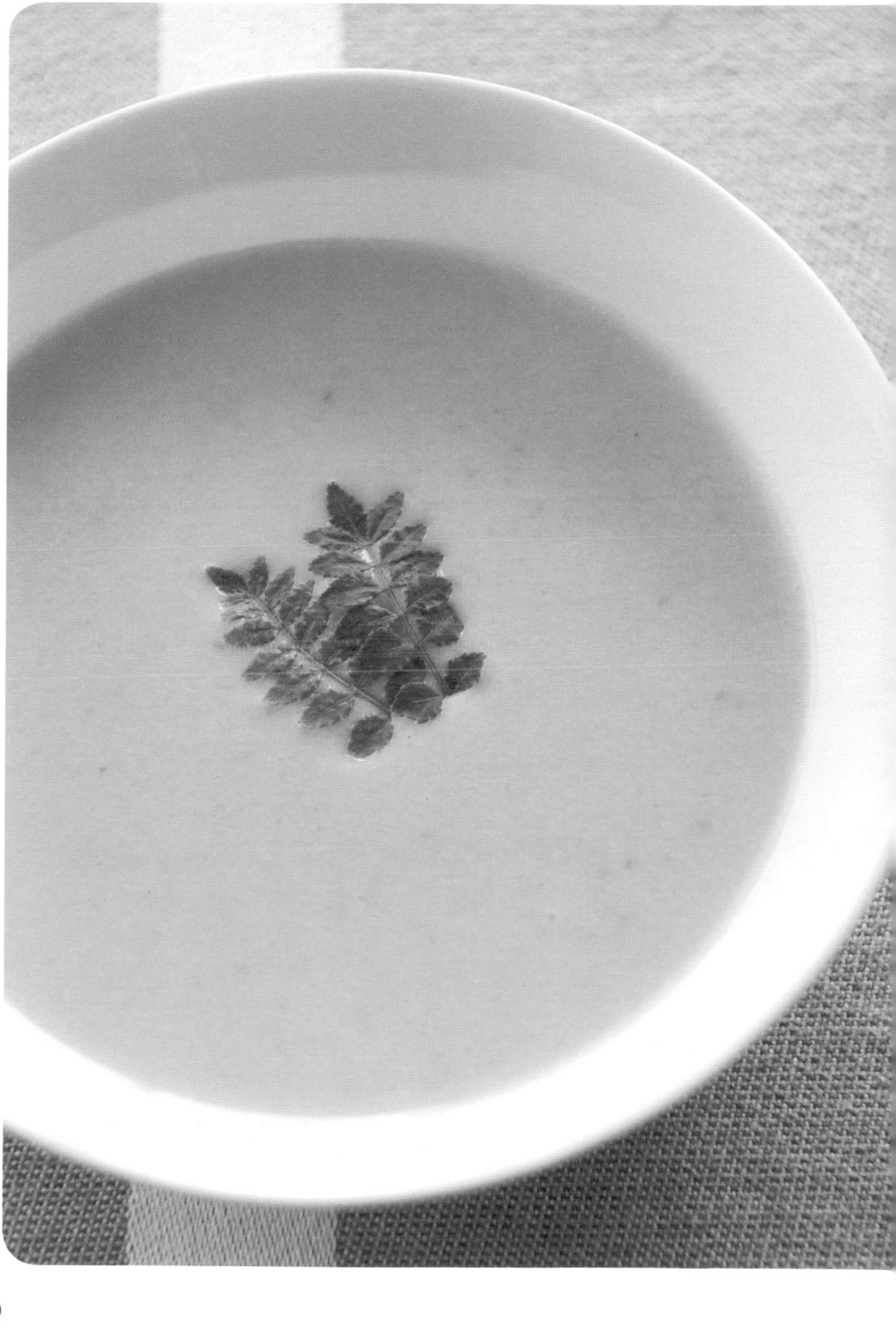

富含植化素的低醣蔬菜湯

獨特的牛蒡風味，並添加香草的醍醐味

牛蒡香草湯

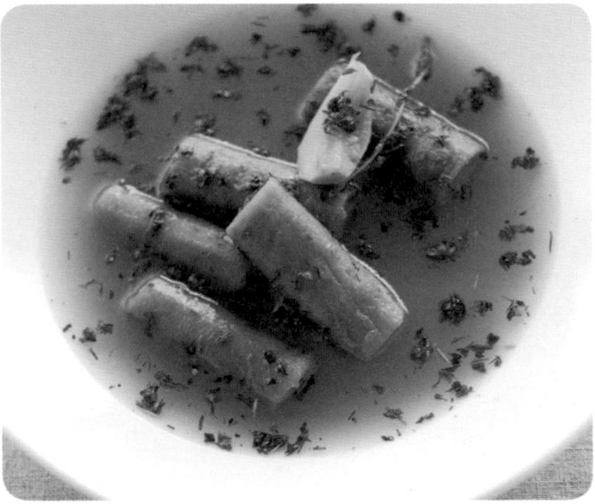

時間
50 分鐘

熱量	110 kcal
蛋白質	1.7 g
醣類	8.6 g
鹽分	1.2 g

材料（2 人份）

- 牛蒡……2/3 根（120g）
- Ⓐ 水……2 杯
- Ⓐ 昆布……2 片（3cm）
- 橄欖油……1/2 大匙
- Ⓑ 大蒜（壓碎）……1/2 瓣
- Ⓑ 百里香……1 根
- Ⓑ 乾燥牛至……1 小匙
- Ⓑ 乾燥羅勒……1 小匙
- Ⓑ 蒔蘿葉……1/2 小匙
- 鹽……1/3 小匙

作法

1. 將Ⓐ放在碗中，浸泡 20 分鐘。牛蒡切成 4cm 長段。
2. 將橄欖油與Ⓑ倒入鍋中，開中火加熱，炒香後放入牛蒡炒至熟透。
3. 鍋中加入Ⓐ煮沸，蓋上鍋蓋，轉較小的中火煮 20~30 分鐘。最後撒鹽調味。

健康功效就靠它！

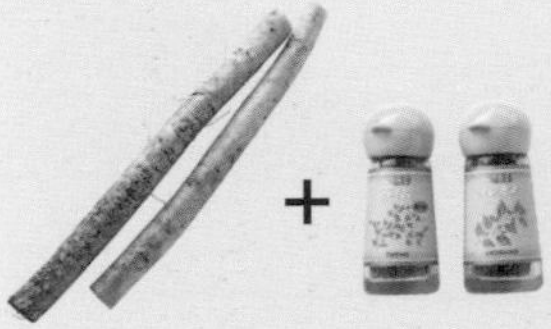

牛蒡＋香草

牛蒡富含食物纖維，可預防癌症與動脈硬化。研究結果顯示，牛蒡子素可有效預防失智症。本食譜使用的香草類香料，更具有去除活性氧的作用。

加入藍起司，讓味道更出色

白花椰藍起司湯

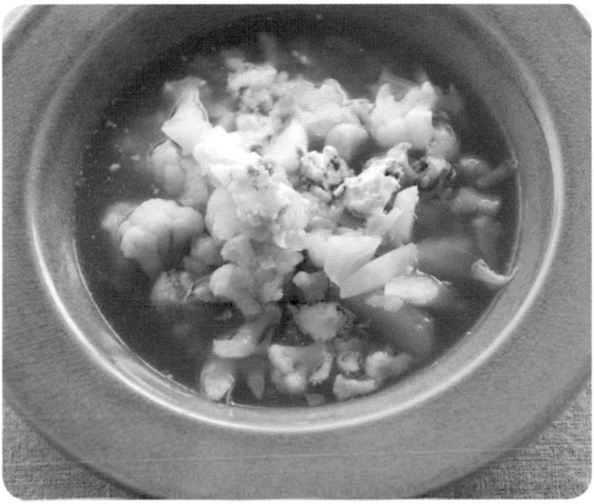

時間 25 分鐘

熱量	74 kcal
蛋白質	5.6 g
醣類	4.2 g
鹽分	1.1 g

材料（2人份）

白花椰菜……1/4 顆（150g）
藍起司……20g
洋蔥……1/4 顆（50g）

A
- 日式高湯……2 杯
- 大蒜（壓碎）……1/2 瓣
- 月桂葉……1/2 片

B
- 鹽……1/4 小匙
- 黑胡椒……少許
- 乾燥百里香粉……少許

作法

1. 將白花椰菜分小朵；洋蔥粗略切碎。
2. 將A與1放入鍋中煮沸後，轉較小的中火，撈起浮沫。蓋上鍋蓋，煮 10~15 分鐘。
3. 撒入B調味，關火。藍起司撕成小塊，放入湯裡即可。

健康功效就靠它！

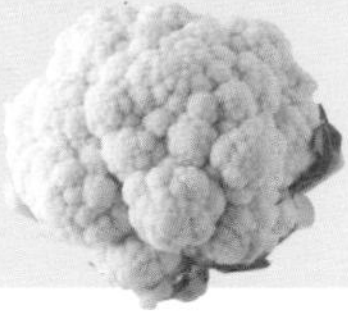

白花椰菜

白花椰菜含有木糖醇，可幫助腸內細菌增生，增加好菌。若搭配發酵食品起司，能促進腸道蠕動。

酒粕調出濃稠感，每一口都是菇類的鮮味

綜合菇酒粕巧達濃湯

材料（2 人份）

舞菇	1 包（100g）
杏鮑菇	1 包（100g）
鴻喜菇	1 包（100g）
洋蔥	1/4 顆（50g）
紅蘿蔔	1/5 根（30g）
青花菜	2 朵（30g）
橄欖油	1 大匙
日式高湯	1 又 1/2 杯
酒粕	50g
牛奶	1/2 杯
鹽	1/5 小匙
黑胡椒	少許

時間
20 分鐘

熱量	197 kcal
蛋白質	10.9 g
醣類	12.4 g
鹽分	0.7 g

作法

1 酒粕撕成小塊，浸泡在牛奶裡。所有菇類切成 1cm 塊狀，洋蔥、紅蘿蔔切成 7~8mm 小塊。青花菜切成 2~3 等分，迅速汆燙備用。

2 橄欖油倒入鍋中，開中火加熱，放入菇類拌炒。加熱過程中，菇類會釋出水分，水分收乾後，再放入洋蔥、紅蘿蔔繼續拌炒。

3 鍋中倒入日式高煮沸，轉小火煮 4~5 分鐘。再溶入 **1** 的酒粕，撒鹽及黑胡椒調味，最後放入青花菜煮至沸騰即可。

健康功效就靠它！

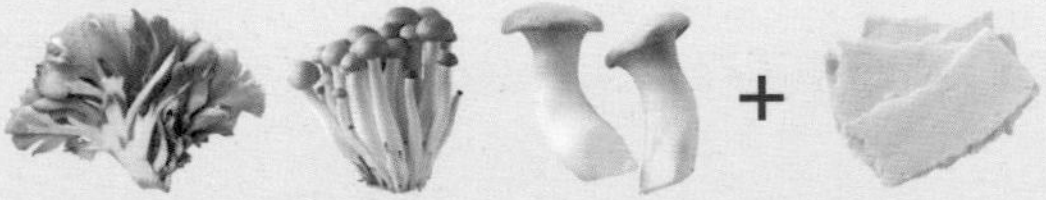

菇類＋酒粕

每種菇類都富含食物纖維，並含有 β- 葡聚糖，可直接作用於腸內免疫細胞，提升免疫力。酒粕屬發酵食品，可增加好菌，調整腸內環境。

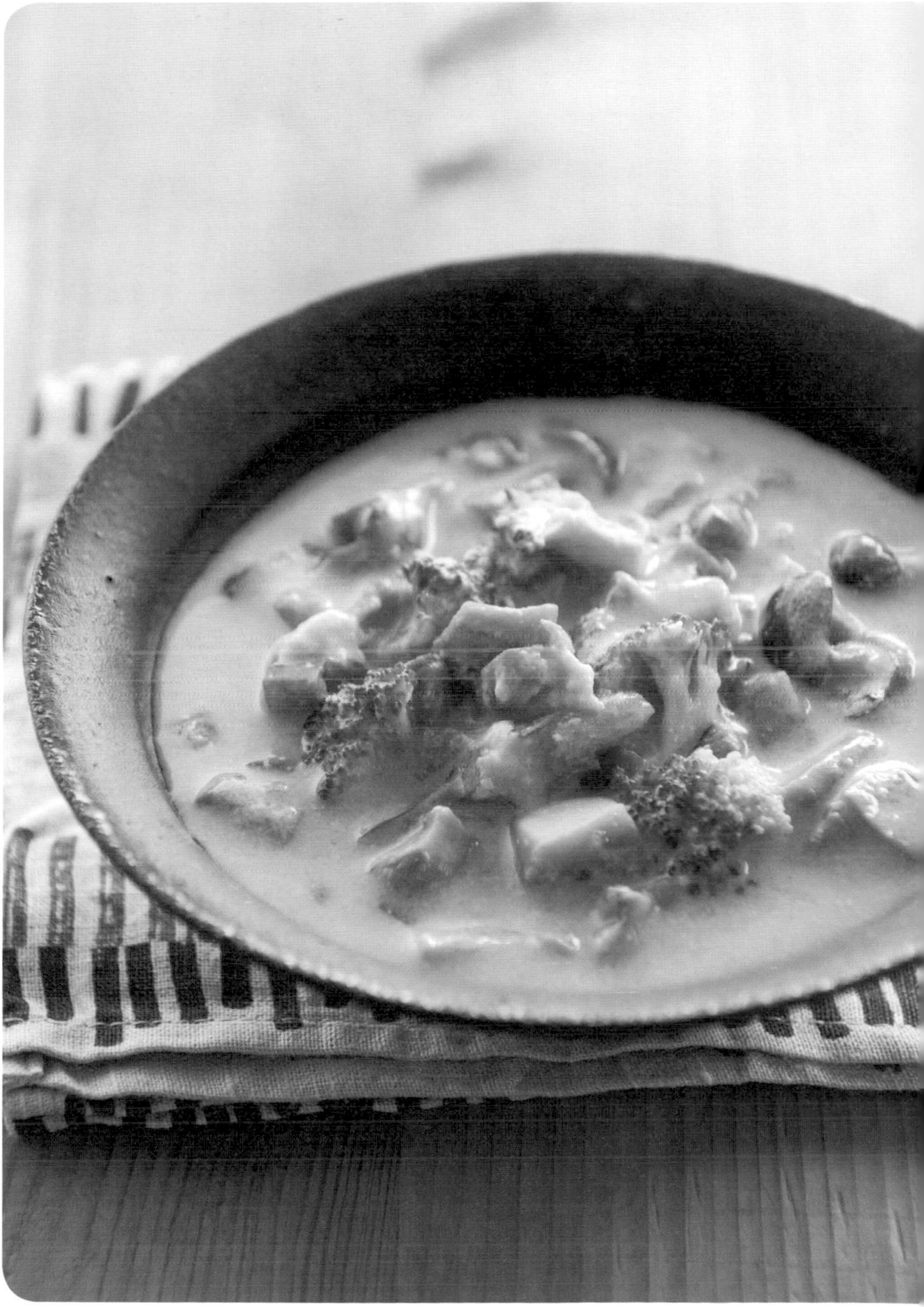

關火後加醋，可突顯酸味

滑菇豆腐酸辣湯

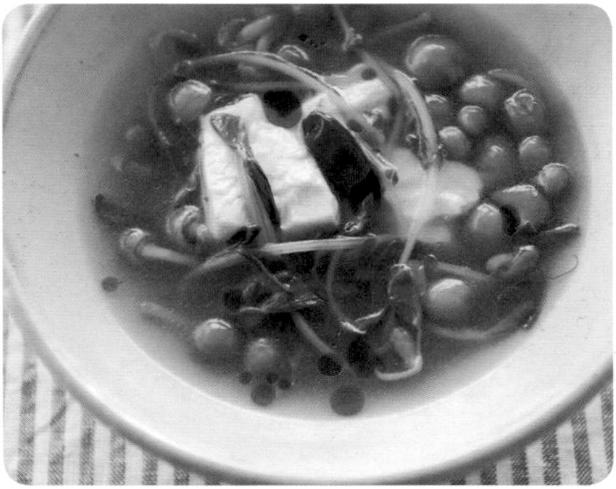

時間
10 分鐘

熱量	127 kcal
蛋白質	8.3 g
醣類	3.4 g
鹽分	0.5 g

材料（2 人份）

滑菇	1/2 包（50g）
板豆腐	1/2 塊（150g）
豆苗	1 包（100g）
大蒜（壓碎）	1/2 瓣
紅辣椒（撕開去籽）	1 根
麻油	1/2 大匙
A 日式高湯	1 又 1/2 杯
A 酒	1 大匙
B 鹽、黑胡椒	各少許
B 砂糖	1/4 小匙
醋	1 大匙
辣油	少許

作法

1. 將麻油、大蒜、紅辣椒放入鍋中，開中火加熱，爆香後放入豆苗拌炒。炒出各種食材的顏色後，捏碎板豆腐入鍋，迅速翻炒。
2. 鍋中倒入 A 煮至沸騰，放入滑菇煮 1~2 分鐘。撒 B 調味後關火，淋上醋與辣油。

健康功效就靠它！

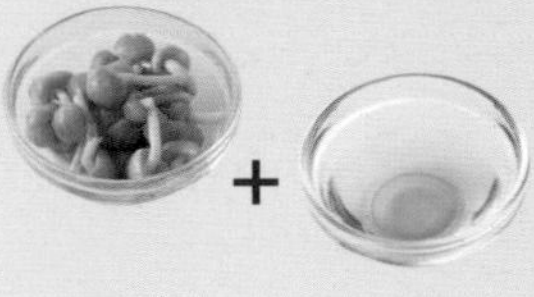

滑菇＋醋

醋可以促進腸道蠕動，增加好菌。搭配富含食物纖維的滑菇，能維持腸道健康。辣椒和辣油的辣味也能提升代謝。

蘑菇的鮮味與百里香的香氣最對味！

百里香蘑菇濃湯

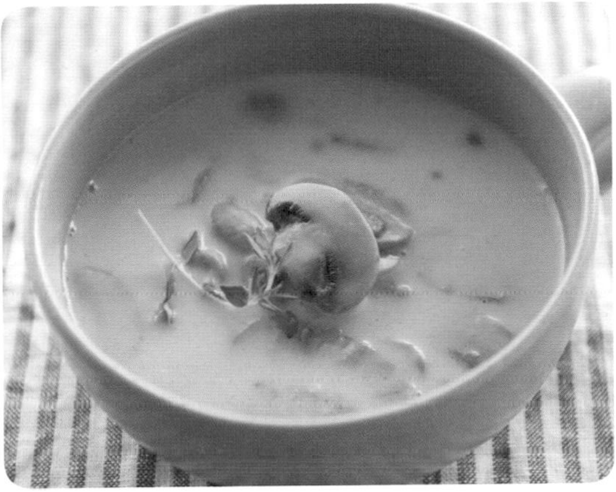

時間
20 分鐘

熱量	106 kcal
蛋白質	5.5 g
醣類	2.6 g
鹽分	0.4 g

材料（2 人份）

蘑菇 …… 200g
橄欖油 …… 1 大匙
Ⓐ
- 日式高湯 …… 1 又 3/4 杯
- 月桂葉 …… 1/2 片
- 百里香 …… 少許

牛奶 …… 1/2 杯
鹽、黑胡椒 …… 各少許
百里香（裝飾用）…… 少許

作法

1 蘑菇切成薄片。

2 橄欖油倒入鍋中，中火加熱，放入蘑菇拌炒。炒至收乾水分後，倒入Ⓐ煮沸，撈起浮沫，轉較小的中火，煮 10 分鐘。

3 再倒入牛奶煮沸，撒鹽及黑胡椒調味。盛入碗裡，放上百里香裝飾。

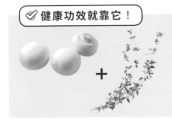

健康功效就靠它！

蘑菇＋百里香

蘑菇是富含食物纖維的食材之一，可調整腸內環境，提升免疫力。百里香是超強的抗癌食物，更被列入抗癌食品金字塔中，不妨多吃。

富含植化素的低醣蔬菜湯

使用大量有嚼勁的蔬菜，還能預防失智症

羊栖菜紅蘿蔔牛蒡湯

材料（2 人份）

羊栖菜（乾燥）……5g
牛蒡……1/3 根（60g）
紅蘿蔔……10g
紅辣椒（撕開去籽）……1 根
麻油……1/2 大匙
Ⓐ 砂糖……1/2 小匙
Ⓐ 醬油……1 小匙
日式高湯……1 又 3/4 杯
豌豆莢……10 片（20g）
鹽、炒白芝麻……各少許

時間 15 分鐘

熱量	71 kcal
蛋白質	2.4 g
醣類	5.0 g
鹽分	0.9 g

作法

1 羊栖菜泡水還原，瀝乾水分（不計入調理時間）。牛蒡、紅蘿蔔切絲；豌豆莢去筋切絲後備用。

2 將麻油、紅辣椒放入鍋中，開中火加熱，再放入羊栖菜、牛蒡、紅蘿蔔炒軟，並加入Ⓐ翻炒至熟。

3 鍋中再倒入日式高湯煮沸，撈起浮沫。轉較小的中火，煮 5~6 分鐘。放入豌豆莢煮一下，撒鹽調味。盛入碗裡，撒上白芝麻。

健康功效就靠它！

羊栖菜＋牛蒡＋紅蘿蔔

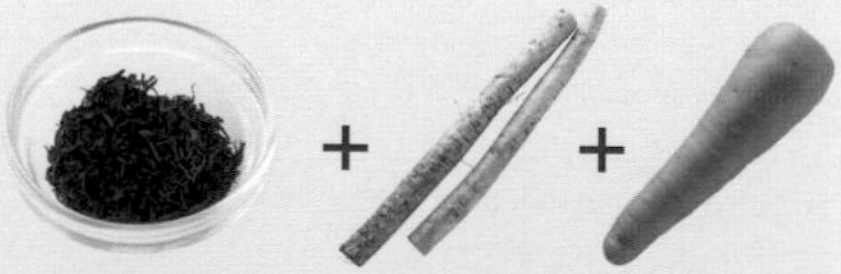

羊栖菜富含食物纖維，還有許多礦物質，是維持健康不可或缺的營養素。此外，人體容易缺乏的鈣、維他命 A，也可透過牛蒡來攝取。富含食物纖維的牛蒡搭配紅蘿蔔，有助於維持腸道健康，提升免疫力。

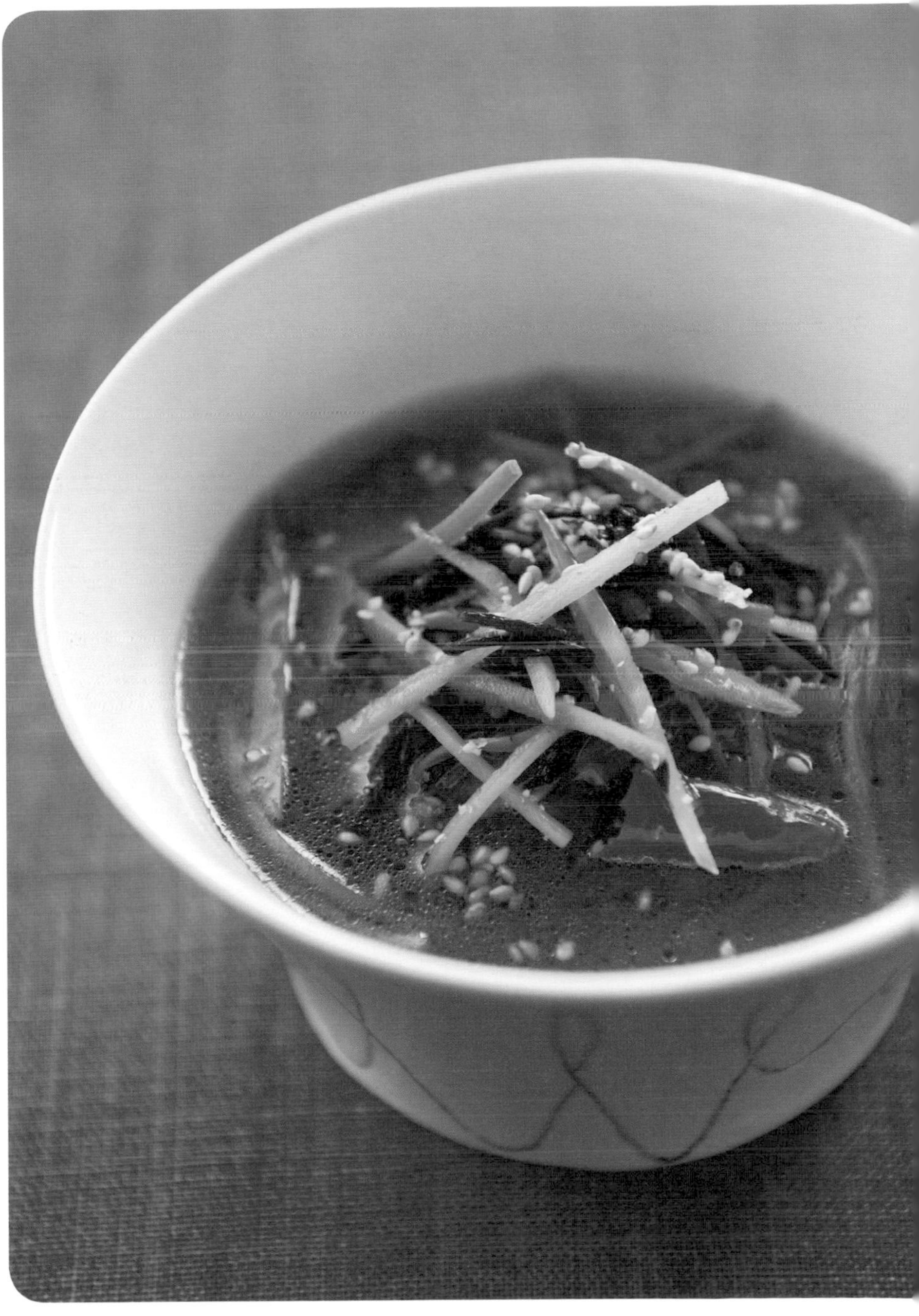

簡單調味，口感清爽

海帶芽豬肉蘿蔔泥湯

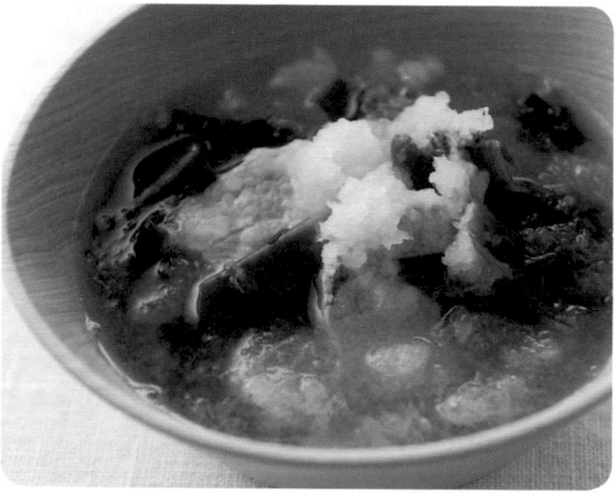

時間
15 分鐘

熱量	131 kcal
蛋白質	20.1 g
醣類	1.8 g
鹽分	1.5 g

材料（2 人份）

乾燥海帶芽……5g
豬里肌肉……150g
白蘿蔔……200g
日式高湯……1 又 1/2 杯
生薑薄片……4 片
Ⓐ 鹽、醬油……各 1/5 小匙
Ⓐ 黑胡椒……少許

作法

1 海帶芽泡水還原（不計入調理時間），瀝乾水分。白蘿蔔磨成泥，稍微瀝乾水分。豬肉切成 1cm 寬。

2 將日式高湯倒入鍋中煮沸，放入豬肉、生薑，轉中火煮 7~8 分鐘。加入海帶芽，以Ⓐ調味，最後放入白蘿蔔再煮一會兒即可。

健康功效就靠它！

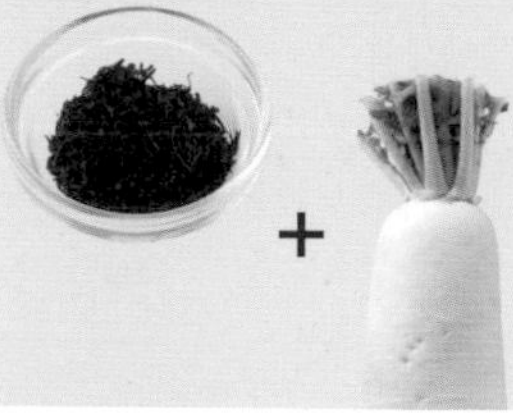

海帶芽＋白蘿蔔

海帶芽富含食物纖維與礦物質，也含具有超強抗氧化作用的維他命 A，建議多吃。白蘿蔔泥有助於增加體內酵素，可調理腸胃健康。加入豬肉的湯品不僅口感佳，鮮味也十足。

散發柔和香氣，並帶有生薑的辛辣味

海苔豆腐生薑湯

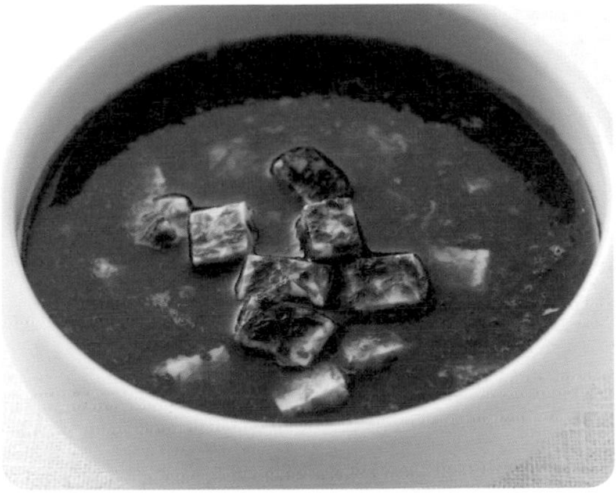

時間
10 分鐘

熱量	53 kcal
蛋白質	5.4 g
醣類	2.0 g
鹽分	0.5 g

材料（2人份）

烤海苔（整片）……2片
板豆腐……1/3塊（100g）
生薑（切成生薑末）……2塊（20g）
日式高湯……1又1/2杯
Ⓐ 味醂……1/2小匙
Ⓐ 醬油……1/3小匙
Ⓐ 鹽……少許

作法

1. 烤海苔撕成小塊；板豆腐切成1cm塊狀。
2. 將日式高湯與豆腐放入鍋中，開中火加熱。一煮沸就放入海苔與生薑，待海苔吸飽湯汁變得柔軟，就放入Ⓐ調味。

健康功效就靠它！

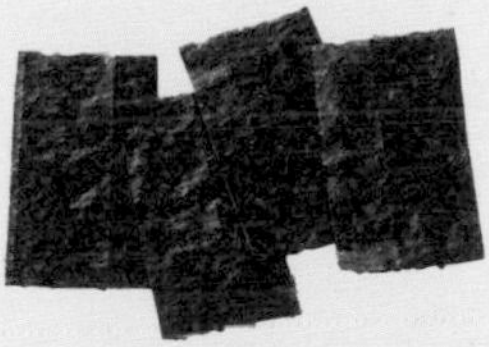

烤海苔

海苔富含水溶性食物纖維，除了能改善便祕，預防肥胖之外，還能維持腸道健康，提升免疫力。此外，亦含有許多維他命、礦物質。豆腐含蛋白質，能將導致肥胖的物質轉化成熱量。

香草香氣令人食指大動，長蔥的甜味也很溫潤

番茄香草湯

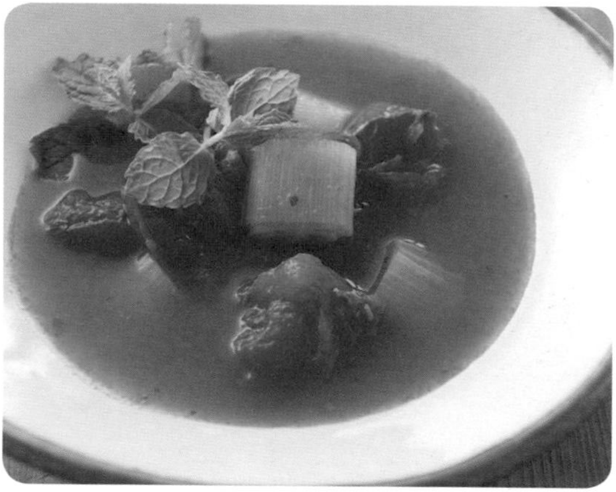

時間
10 分鐘

熱量	75 kcal
蛋白質	2.4 g
醣類	7.7 g
鹽分	0.6 g

材料（2 人份）

番茄……1 大顆（250g）
長蔥……1 根（80g）
大蒜（壓碎）……1/2 瓣
乾燥百里香……1/4 小匙
乾燥牛至……1/2 小匙
橄欖油……1/2 大匙
日式高湯……1 又 1/2 杯
鹽……1/5 小匙
綠薄荷……少許

作法

1 番茄切成一口大小；長蔥切成 2cm 長段。

2 將橄欖油及大蒜放入鍋中，開中火加熱，再放入長蔥、牛至與百里香拌炒。炒出香氣後，放入番茄拌炒。

3 鍋中再倒入日式高湯煮至沸騰，撒鹽調味。盛入碗裡，放上綠薄荷裝飾。

健康功效就靠它！

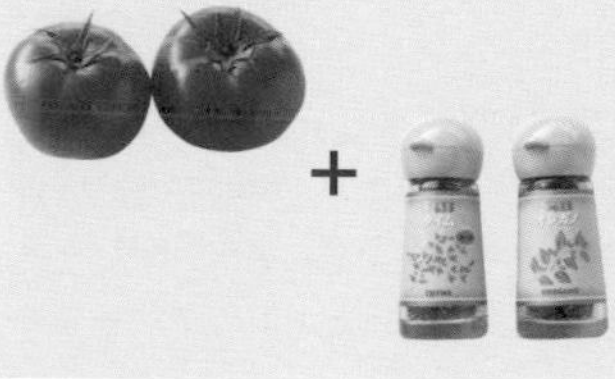

番茄＋香草

番茄中的茄紅素不只具有超強的抗氧化作用，還能提升代謝，抑制中性脂肪增加。香草除了為湯品增添香味，還有助於去除活性氧。百里香和牛至則最適合搭配番茄。

起鍋前加入麻油，能增添香氣

菠菜木耳蛋花湯

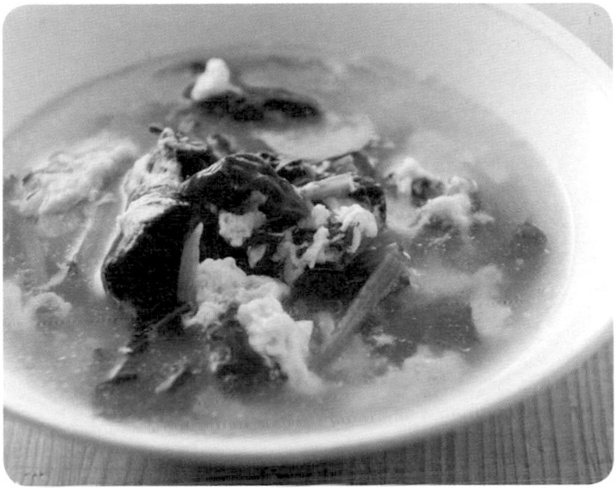

時間 10 分鐘

熱量	84 kcal
蛋白質	5.9 g
醣類	1.2 g
鹽分	1.0 g

材料（2 人份）

- 波菜……1/2 把（100g）
- 乾木耳……4g
- 蛋……1 顆
- A 日式高湯……2 杯
- A 大蒜（切成薄片）……1/2 瓣
- B 鹽、醬油……各 1/4 小匙
- B 黑胡椒……少許
- 麻油……1 小匙

作法

1 菠菜迅速汆燙後泡在冷水裡，接著瀝乾水分，切成 3~4cm 長段。木耳泡水還原（不計入調理時間），切成容易入口的大小。

2 將 A 放入鍋中，開中火煮沸。再放入 **1** 的食材，煮至沸騰後，再煮 2~3 分鐘。最後以 B 調味。

3 以繞圈方式，在湯中淋上打散的蛋液，待蛋液蓬鬆起泡後關火，淋上麻油。

健康功效就靠它！

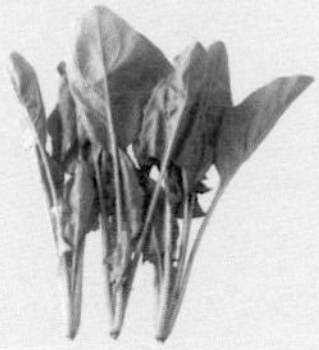

菠菜

菠菜富含 β- 胡蘿蔔素、葉綠素等抗氧化力較高的成分和食物纖維，搭配同樣富含食物纖維的木耳、必需胺基酸比例均衡的蛋，能全方位鞏固健康，延年益壽。

罐頭湯汁也一起入菜，盡享鮭魚鮮味

鮮白菜鮭魚湯

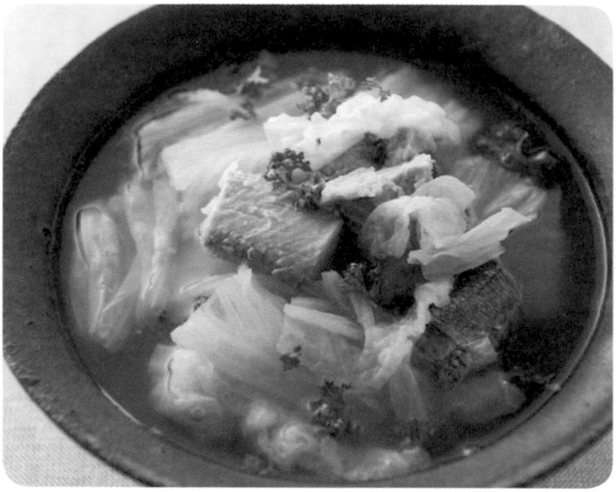

時間
25 分鐘

熱量	203 kcal
蛋白質	23 g
醣類	2.8 g
鹽分	0.8 g

材料（2 人份）

大白菜……3 片（250g）
水煮鮭魚罐頭……1 大罐（200g）
A
- 日式高湯……1 又 1/2 杯
- 白酒……2 大匙
- 月桂葉……1/2 片
- 乾燥百里香……少許

鹽、黑胡椒……各少許
荷蘭芹（撕碎）……少許

作法

1 大白菜切成 3~4cm 小塊。

2 將 A 放入鍋中煮沸，加入大白菜與鮭魚罐頭（連同罐頭湯汁），再次煮沸後蓋上鍋蓋，轉較小的中火，煮 14~15 分鐘即可。

3 最後撒鹽與黑胡椒調味，添加荷蘭芹後再煮一下即完成。

健康功效就靠它！

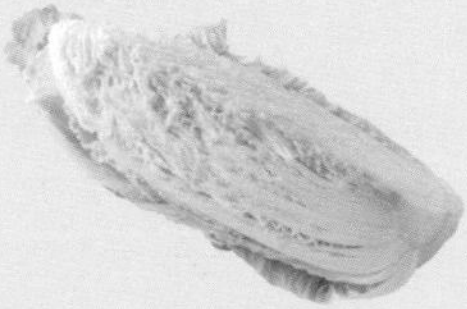

大白菜

大白菜含有異硫氰酸酯，有助於預防動脈硬化與癌症，還富含可排出體內多餘鹽分的鉀、維他命 C，這兩種營養素都是水溶性成分，只要喝湯就能有效攝取。

國王菜是蔬菜之王，營養價值高

埃及國王菜牛奶湯

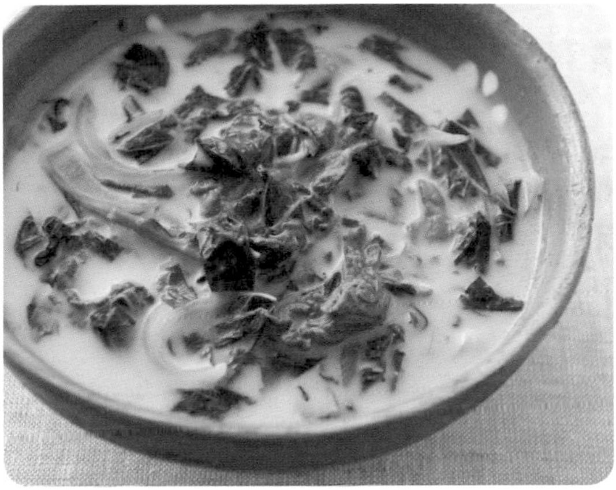

時間
15 分鐘

熱量	201 kcal
蛋白質	12 g
醣類	5.1 g
鹽分	1.4 g

材料（2人份）

埃及國王菜 ……1包（可食部位50g）
洋蔥 ……1/4顆
牛肉片 ……100g
大蒜（壓碎）……1/2瓣
橄欖油 ……1/2大匙
Ⓐ 熱水 ……1又1/4杯
Ⓐ 月桂葉 ……1/2片
Ⓐ 乾燥百里香 ……少許
牛奶 ……1/2杯
鹽 ……1/2小匙
黑胡椒 ……少許

作法

1 摘下埃及國王菜的葉子，切成1~2cm寬。洋蔥順著纖維，直切成薄片。

2 將橄欖油和大蒜放入鍋中，開中火加熱。爆香後放入牛肉，炒至變色。再加入 **1** 炒軟。

3 將Ⓐ放入鍋中，煮沸後撈起浮沫，轉較小的中火煮4~5分鐘。倒入熱牛奶，最後撒鹽與黑胡椒調味。

健康功效就靠它！

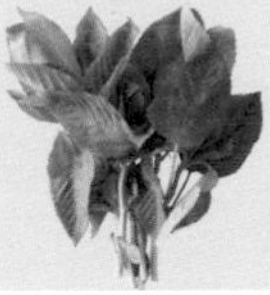

埃及國王菜

除了含有超強抗氧化作用的β-胡蘿蔔素之外，特有的黏液中還富含黏液素、甘露聚醣，可降低血糖值和膽固醇值。

雞肝富含葉酸，搭配西洋菜可抗老化

西洋菜雞肝湯

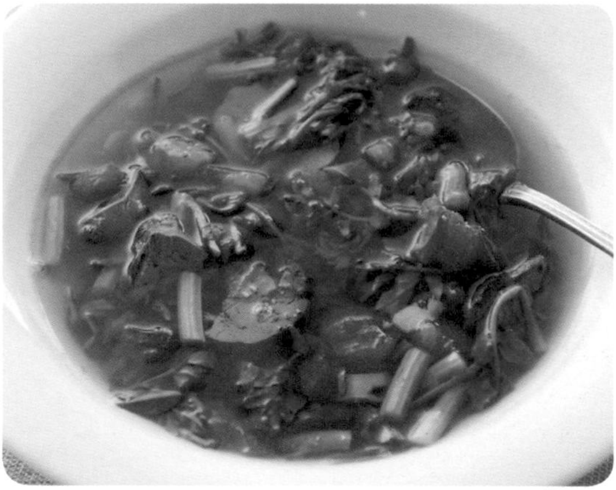

時間
10 分鐘

熱量	59 kcal
蛋白質	7.3 g
醣類	3.9 g
鹽分	0.9 g

材料（2 人份）

西洋菜 ………………… 2 把（120g）
烤雞串（雞肝抹上醬汁後使用）
……………………………… 2 串（60g）
番茄 …………………… 1/4 顆（50g）
A
- 大蒜（壓碎） ………… 1/2 瓣
- 日式高湯 ………… 1 又 1/2 杯

鹽 ………………………………………… 少許
粗磨白胡椒 ……………………… 少許

作法

1 西洋菜切成 3~4cm 長；番茄切成 1cm 塊狀。將雞肝從竹籤取下，切成 7~8mm 寬。

2 將 A 放入鍋中，煮沸後放入烤雞肝，轉中火煮 2~3 分鐘。放入西洋菜後煮至軟，加入鹽與番茄再煮一下，最後撒上白胡椒調味。

健康功效就靠它！

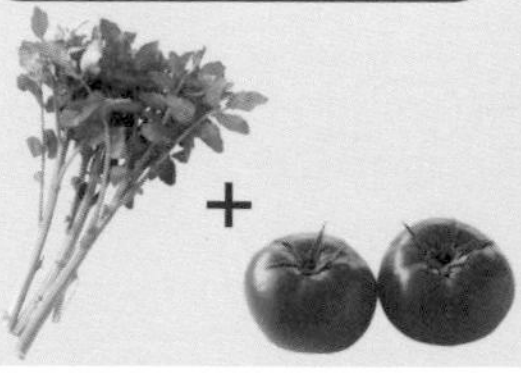

西洋菜＋番茄

西洋菜是有助於防癌的十字花科蔬菜，內含豐富的 β- 胡蘿蔔素，與番茄的茄紅素搭配，可強化抗氧化作用，預防老化。雞肝富含葉酸，一起入菜更健康。

加入帶殼蝦，能為湯品增添風味

秋葵小扁豆辣味蝦湯

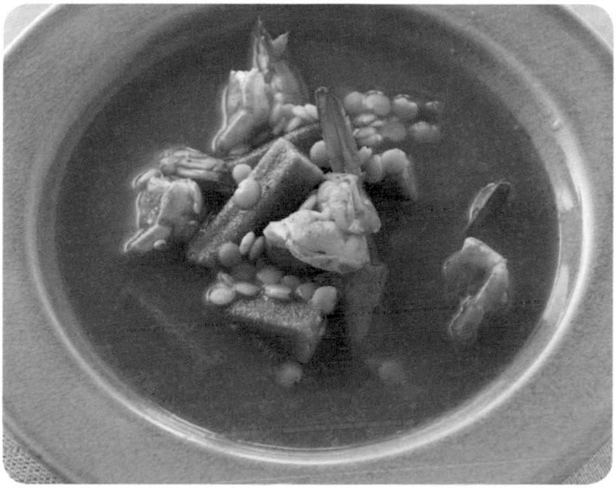

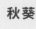

時間
20 分鐘

熱量	136 kcal
蛋白質	12.1 g
醣類	8.5 g
鹽分	0.8 g

材料（2 人份）

- 秋葵……10 根（100g）
- 蝦子（帶殼）……10 小尾（80g）
- 小扁豆……30g
- 大蒜（壓碎）……1/2 瓣
- 橄欖油……1/2 大匙
- A
  - 墨西哥香辣粉……1/2 小匙
  - 紅辣椒……少許
  - 月桂葉……1/2 片
- 日式高湯……2 杯
- 鹽……1/5 小匙

作法

1. 秋葵橫切成兩半。蝦子去腳，切開背部，挑出腸泥。
2. 橄欖油與大蒜放入鍋中，開中火加熱，爆香後放入 **1** 拌炒。炒至蝦子變色，加入 A 再炒一會兒。
3. 鍋中倒入日式高湯，煮沸後撈起浮沫，加入小扁豆。轉小火煮 10 分鐘，將豆子煮軟，最後撒鹽調味。

健康功效就靠它！

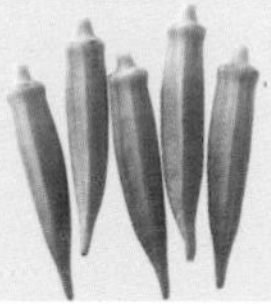

秋葵

秋葵富含水溶性食物纖維，有助於增生短鏈脂肪酸，維持腸道健康。搭配無須泡水還原，可直接煮的小扁豆，就是一道具有飽足感的湯品。

利用豆漿稀釋山藥泥，再搭配堅果更美味

豆漿山藥泥

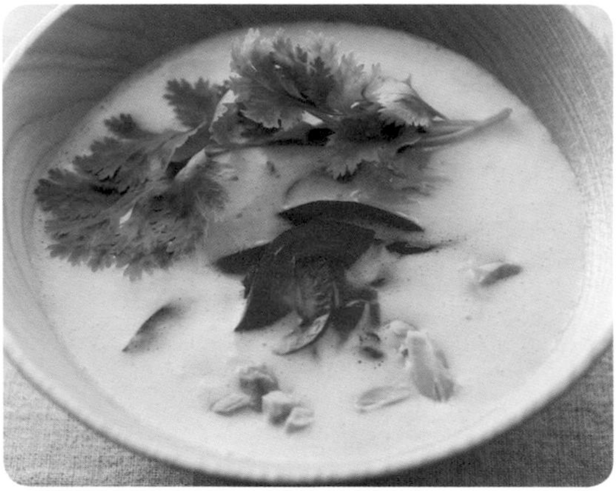

時間
10 分鐘

熱量	225 kcal
蛋白質	12.1 g
醣類	21.4 g
鹽分	1.0 g

材料（2 人份）

- 日本山藥 …… 150g
- 鮪魚（水煮罐頭） …… 1 小罐（55g）
- 日式高湯 …… 3/4 杯
- 豆漿（成分無調整） …… 1/2 杯
- Ⓐ 魚露 …… 1 小匙
- Ⓐ 砂糖 …… 1/4 小匙
- Ⓐ 蒜泥 …… 少許
- 香菜 …… 少許
- 紅椒 …… 少許
- 花生米（搗碎） …… 5~6 顆

作法

1. 山藥去皮，浸泡在加入少許醋的水中 20 分鐘（不計入調理時間），再用清水洗淨，拭乾水分。紅椒切成薄片。
2. 山藥磨成泥，倒入瀝乾湯汁的鮪魚罐頭拌勻。再加入日式高湯、豆漿，拌勻後以Ⓐ調味。
3. 盛入碗裡，放上香菜、紅椒和花生米即可。

健康功效就靠它！

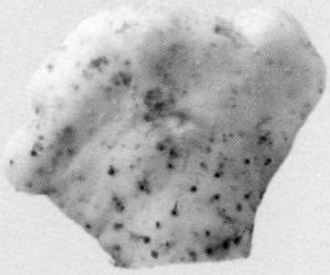

日本山藥

富含食物纖維，可生吃，磨成泥調味後即可完成一道冷湯。黏液成分含黏液素，可促進蛋白質的消化吸收。

放入果汁機攪打就能喝，方便又快速！

酪梨優格湯

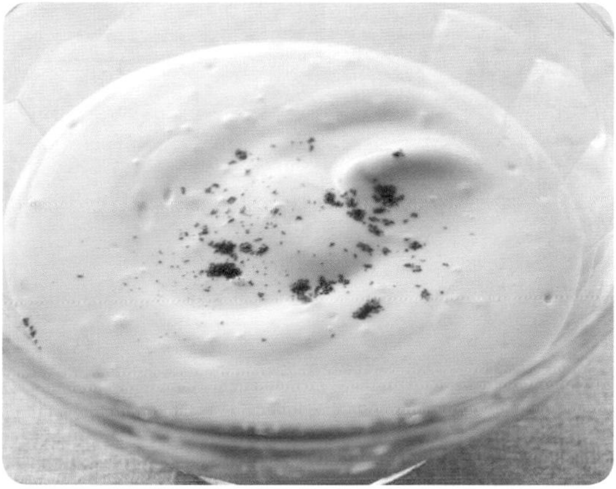

時間
5 分鐘

熱量	130 kcal
蛋白質	3.2 g
醣類	4.4 g
鹽分	0.3 g

材料（2 人份）

酪梨……1/2 大顆（果肉 100g）

A
- 原味優格、冷水……各 1/2 杯

B
- 檸檬汁……2 大匙
- 鹽、黑胡椒……各少許

紅椒粉……少許

作法

1 酪梨切成 2cm 塊狀，與A一起放入果汁機，攪打至順滑。

2 以B調味，盛入碗裡後撒上紅椒粉。

健康功效就靠它！

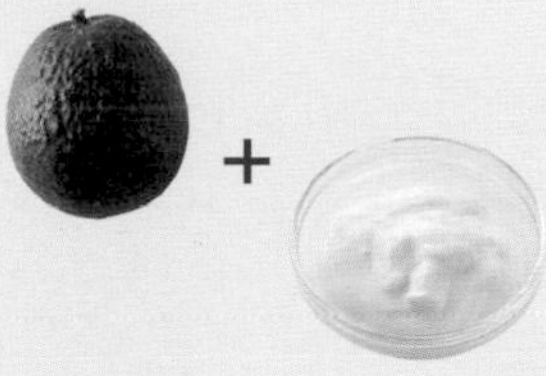

酪梨＋優格

酪梨不只含有大量食物纖維，還富含具有超強抗氧化力的維他命 E、降低膽固醇的油酸等健康成分。搭配優格食用，可透過乳酸菌調整腸內菌叢平衡，是一道能輕鬆完成的冷湯。

最適合夏天喝的冷湯，還能預防中暑

辣味西瓜湯

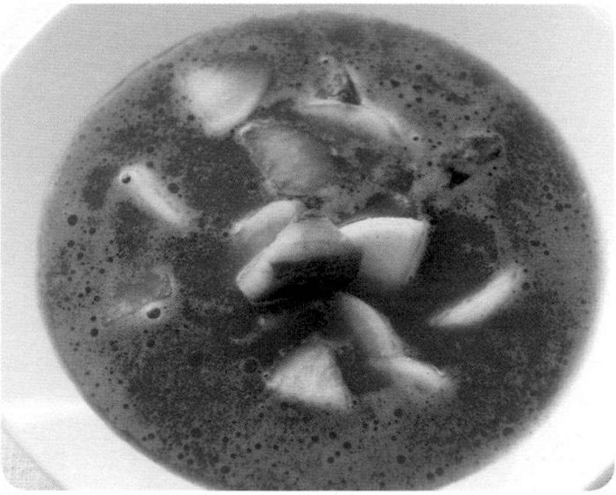

時間
15 分鐘

熱量	89 kcal
蛋白質	1.6 g
醣類	16.1 g
鹽分	2.4 g

材料（2 人份）

西瓜……300g
蕪菁……1 顆（100g）
小黃瓜……1/2 根（50g）
鹽……1/2 小匙
A 麻油……1 小匙
A 鹽……1/2 小匙
A 大蒜泥、辣椒粉……各少許

作法

1. 西瓜去籽，切成一口大小，放入果汁機打勻後冰鎮（不計入調理時間）。
2. 將小黃瓜的外皮削成條紋狀，與蕪菁一起切成較小的滾刀塊，撒鹽醃 20~30 分鐘（不計入調理時間）。搓揉變軟後用水清洗，擰乾水分。
3. 以 A 調味西瓜，再加入 **2** 拌勻即可。

健康功效就靠它！

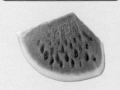

西瓜

西瓜含有瓜胺酸，可擴張血管，促進血液循環。瓜胺酸也具有利尿作用，除了西瓜之外，蕪菁、小黃瓜亦含鉀，也有助於排出體內多餘水分，避免水腫。

第三章

增加腸內好菌的發酵蔬菜湯

豬肉與泡菜最對味，飽足感十足
韓式泡菜豬肉湯

材料（2人份）

泡菜……80g
金針菇……1/2包（50g）
青江菜……1把（80g）
豬里肌肉片……100g
Ⓐ 熱水……1又3/4杯
Ⓐ 料理酒……1大匙
鹽……1/5小匙

作法

1 青江菜切成容易入口的大小。

2 將Ⓐ倒入鍋中，煮沸後放入豬肉。再次煮沸後撈起浮沫，放入金針菇、青江菜，再次煮至沸騰。

3 撒鹽調味，放入泡菜後關火。

時間 10分鐘

熱量	167 kcal
蛋白質	11.7 g
醣類	3.8 g
鹽分	1.5 g

健康功效就靠它！

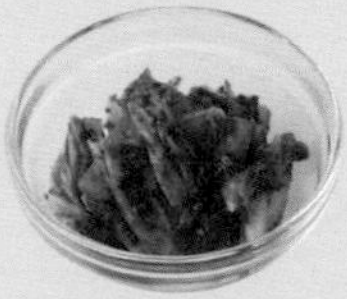

泡菜

泡菜是富含乳酸菌的發酵食品之一，可增加腸內好菌。辣椒的辣椒紅素也具有超強抗氧化作用。泡菜搭配富含食物纖維的蔬菜及菇類，有助於維持腸道健康。

增加腸內好菌的發酵蔬菜湯

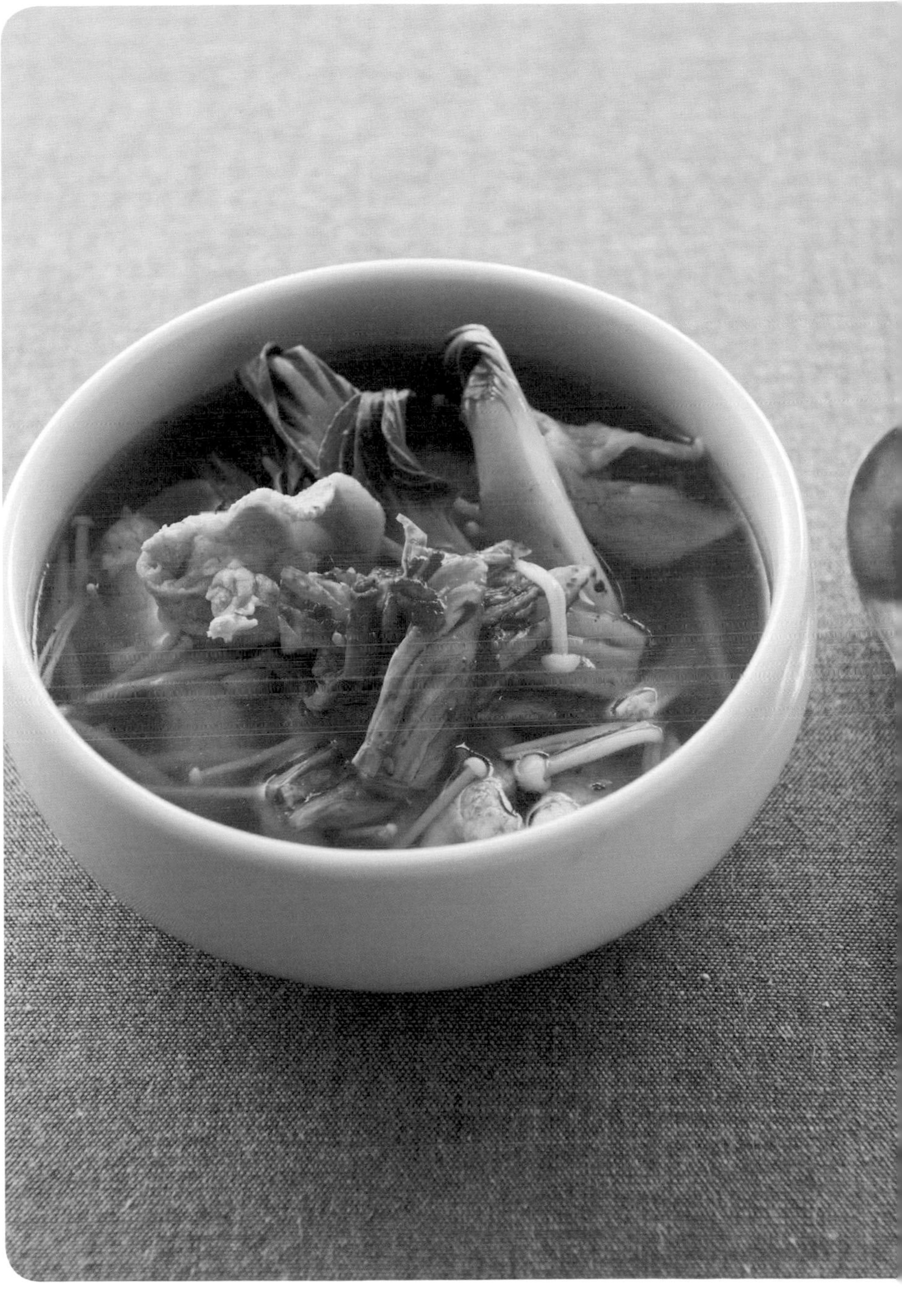

納豆搭配牛肉，煮出鮮味濃郁的湯品

埃及國王菜佐番茄牛肉湯

材料（2 人份）

納豆⋯⋯⋯⋯⋯⋯⋯⋯⋯**1** 包（**40**g）
埃及國王菜（葉子）⋯⋯⋯⋯**20**g
番茄⋯⋯⋯⋯⋯⋯**1/2** 顆（**100**g）
牛絞肉⋯⋯⋯⋯⋯⋯⋯⋯⋯⋯**100**g
大蒜（切成蒜末）⋯⋯⋯⋯**1/2** 瓣
橄欖油⋯⋯⋯⋯⋯⋯⋯⋯**1/2** 大匙
醬油⋯⋯⋯⋯⋯⋯⋯⋯⋯⋯**1** 小匙
熱水⋯⋯⋯⋯⋯⋯⋯⋯**1** 又 **3/4** 杯
鹽、黑胡椒⋯⋯⋯⋯⋯⋯⋯各少許

作法

1 摘下埃及國王菜的葉子，粗略切碎。番茄切成 1cm 塊狀。

2 將橄欖油倒入鍋中加熱，放入大蒜、牛絞肉拌炒，絞肉炒鬆後淋上醬油。

3 鍋中放入埃及國王菜繼續拌炒，炒軟後放入番茄、熱水，煮沸後撒鹽及黑胡椒調味。最後放入納豆，立刻關火。

時間
15 分鐘

熱量	223 kcal
蛋白質	13.1 g
醣類	4.0 g
鹽分	0.8 g

健康功效就靠它！

納豆＋埃及國王菜＋番茄

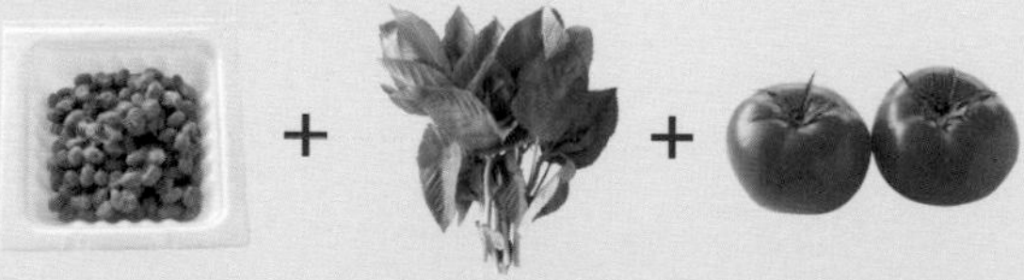

納豆富含大豆異黃酮、卵磷脂、維他命 K 與 E 等營養素，是最具代表性的健康食材。埃及國王菜含有大量有助於增加好菌的水溶性食物纖維，搭配番茄中具有極佳抗氧化作用的茄紅素，健康效果更好。

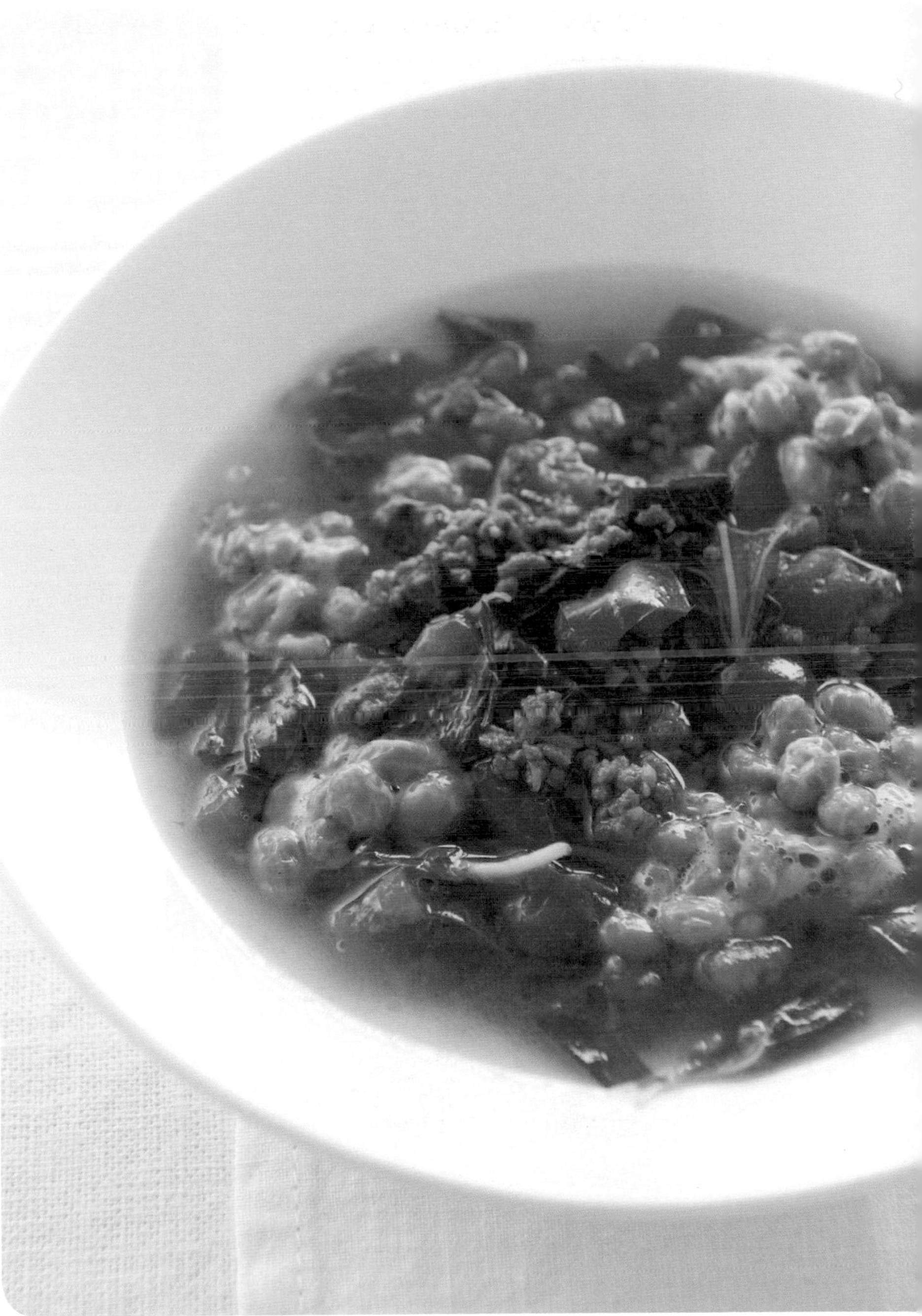

泡菜富含辣味，可由內而外溫暖身體

泡菜油豆腐湯

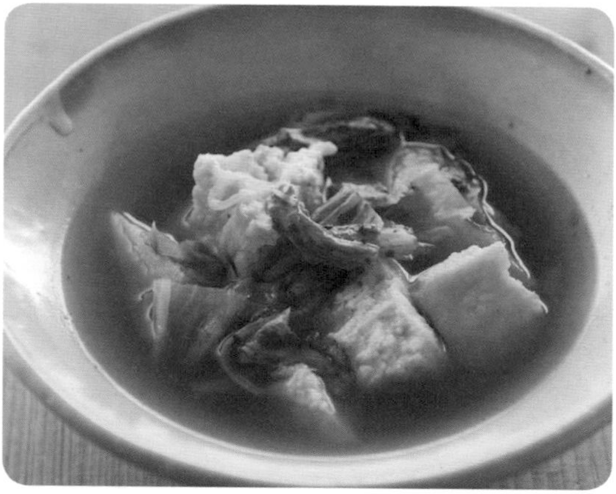

時間
10 分鐘

熱量	134 kcal
蛋白質	9.3 g
醣類	2.8 g
鹽分	1.5 g

材料（2 人份）

泡菜……80g
油豆腐……150g
Ⓐ 熱水……1 又 3/4 杯
Ⓐ 雞高湯塊……1/2 個
醬油……1/4 小匙

作法

1 油豆腐用熱水快速淋過，去除油脂，再切成一小口的大小。

2 將Ⓐ倒入鍋中煮沸，放入油豆腐，轉中火煮 2~3 分鐘。放入泡菜，淋上醬油調味。

健康功效就靠它！

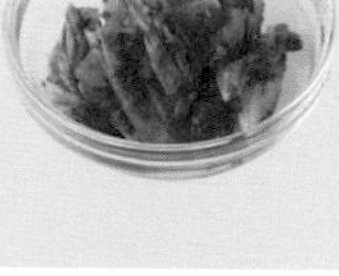

泡菜

泡菜的乳酸菌可調整腸內環境；辣椒的辣椒紅素可提升代謝。油豆腐中的大豆蛋白成分，含有 β- 伴大豆球蛋白，能將中性脂肪轉化成能量，是一道有助於預防肥胖的湯品。

多吃發酵及黏稠食材，可補充元氣

納豆秋葵味噌湯

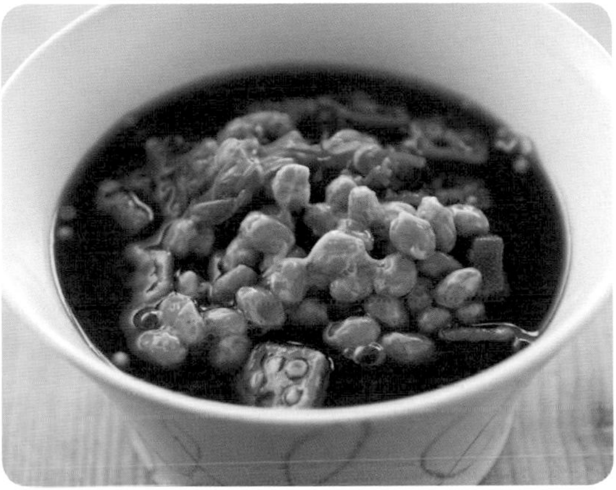

時間
10 分鐘

熱量	88 kcal
蛋白質	7.4 g
醣類	2.8 g
鹽分	1.7 g

材料（2 人份）

納豆……1 包（40g）
秋葵……8 根（80g）
和布蕪（海帶的根部）……1 包（35g）
日式高湯……1 又 1/2 杯
八丁味噌……1 又 1/2 大匙

作法

1 秋葵汆燙後切小塊。

2 日式高湯放入鍋中，開中火，溶入味噌。煮沸後放入 **1**，加入和布蕪後再次煮沸，最後放入納豆後關火。

健康功效就靠它！

納豆＋秋葵＋和布蕪

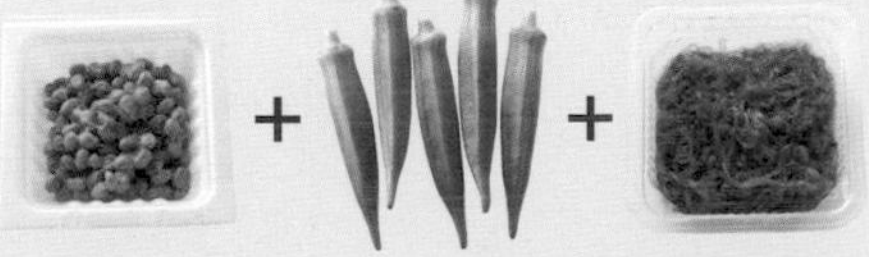

納豆含有各種營養成分，搭配富含食物纖維的黏稠食材秋葵及和布蕪，既可維持腸道健康，也能提升免疫力。味噌屬於發酵食品，用來調味更能預防疾病。

鹽麴可增添鮮味和鹹味，加上辛辣山葵更有滋味

蘿蔔泥豆腐鹽麴湯

材料（2人份）

白蘿蔔……200g
板豆腐……2/3塊（200g）
鹽麴……15g
日式高湯……1又1/2杯
山葵泥……少許
長蔥（切成蔥花）……少許

作法

1 白蘿蔔磨成泥，稍微瀝掉湯汁。板豆腐對半切開。

2 將日式高湯與豆腐放入鍋中，煮沸後轉小火煮4~5分鐘。

3 轉中火，放入鹽麴、白蘿蔔泥至煮沸。盛入碗裡，撒上長蔥，放上山葵泥。

時間
15分鐘

熱量	116 kcal
蛋白質	9.7 g
醣類	5.6 g
鹽分	1.4 g

健康功效就靠它！

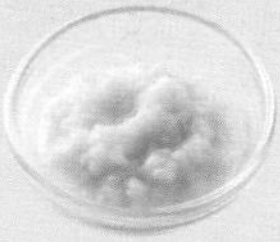

+

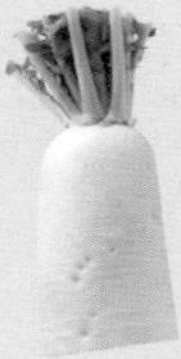

鹽麴＋白蘿蔔

鹽麴是發酵食品，適合搭配內含異硫氰酸酯、具有防癌效果的白蘿蔔。將白蘿蔔磨成泥可增加酵素，進一步提升防癌功效。豆腐屬於優質蛋白質，和鹽麴、白蘿蔔一起食用，效果更好。

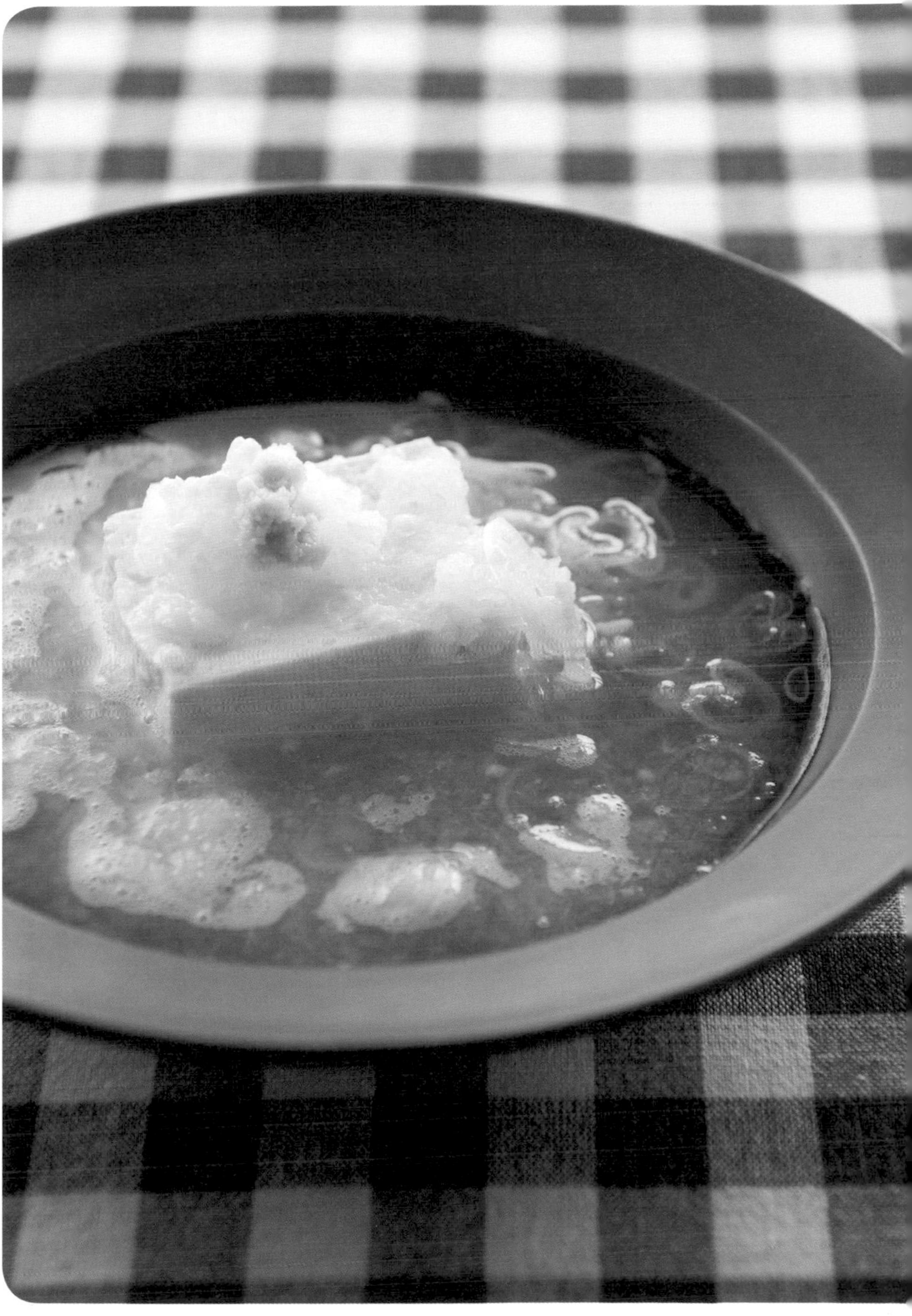

增加腸內好菌的發酵蔬菜湯

牛肉帶有鮮味，最適合搭配紅甜菜

紅甜菜牛肉鹽麴湯

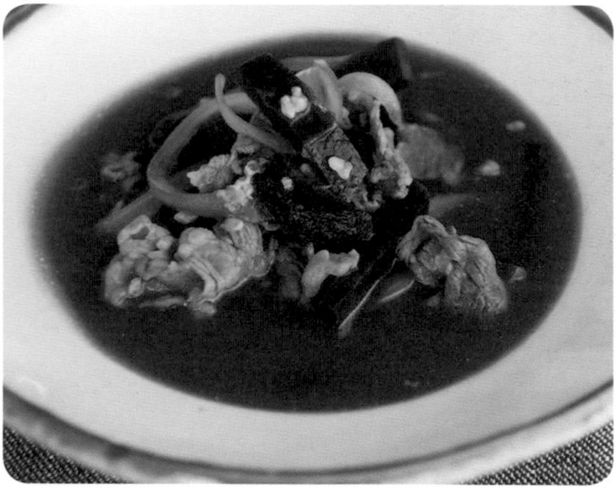

時間
15 分鐘

熱量	163 kcal
蛋白質	10.4 g
醣類	8.8 g
鹽分	1.0 g

材料（2 人份）

紅甜菜（水煮）……………… 100g
牛肉片 ……………………………… 100g
鹽麴 ……………………………………… 15g
洋蔥 ………………… 1/4 顆（50g）
Ⓐ
- 水 …………………… 1 又 3/4 杯
- 大蒜（壓碎）………… 1/2 瓣
- 月桂葉 ……………………… 1/2 片

作法

1. 洋蔥直切成薄片；紅甜菜切成 1cm 寬長條狀。
2. 將Ⓐ與洋蔥放入鍋中，煮沸後放入牛肉，之後撈起浮沫，轉小火煮 5~6 分鐘。
3. 加入鹽麴、紅甜菜煮至沸騰即完成。

健康功效就靠它！

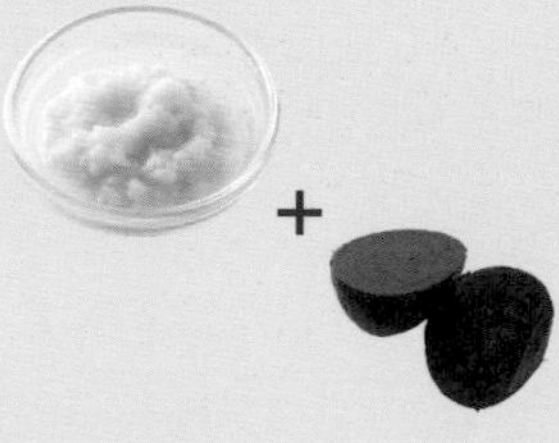

鹽麴＋紅甜菜

鹽麴含有乳酸菌和酵素，可調理腸內環境，適合當成調味料使用。紅甜菜富含營養成分，深紅色的色素成分甜菜紅素，具有超強的抗氧化作用，能預防癌症。使用現成的水煮紅甜菜或罐頭，烹煮起來更方便。

小魚乾也是美味湯料，直接吃更健康

小魚乾西芹咖哩湯

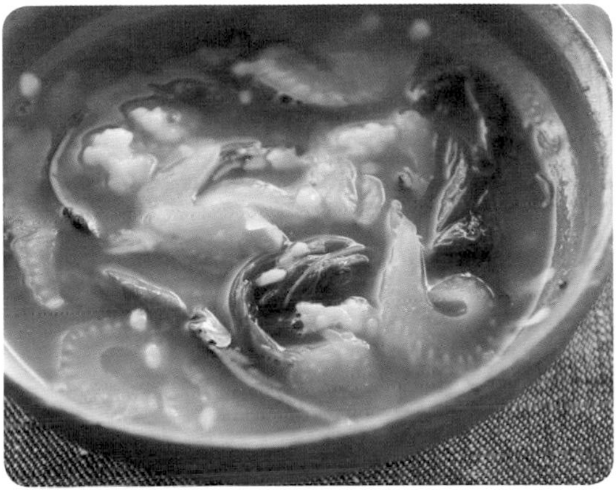

時間 15 分鐘

熱量	74 kcal
蛋白質	5.4 g
醣類	3.5 g
鹽分	1.0 g

材料（2 人份）

- 西芹……1 根（100g）
- 西芹葉……少許
- 小魚乾……15g
- 咖哩粉……1/2 小匙
- 沙拉油……1/2 大匙
- 熱水……1 又 1/2 杯
- A 甘麴……2 大匙
- A 鹽……1/4 小匙

作法

1 西芹去筋，切成薄塊，葉子粗略切碎。

2 將沙拉油和小魚乾放入鍋中，開小火炒至焦香。放入咖哩粉拌炒，炒出香氣後放入西芹，轉中火炒軟。

3 鍋中倒入熱水煮沸，撈起浮沫，轉較小的中火，煮 4～5 分鐘。撒 A 調味，放入西芹葉再煮一下即可。

健康功效就靠它！

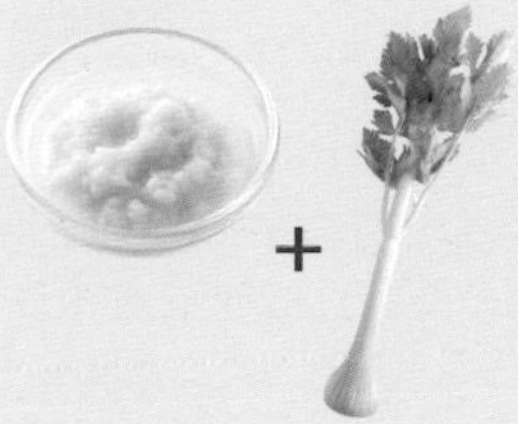

甘麴＋西芹

甘麴是由米麴製成，也是製作日式甘酒的原料。甘麴含植物性乳酸菌，可在最新鮮的狀態下進入腸道，增加腸內好菌。西芹是很好的抗癌食材，葉片含有 β- 胡蘿蔔素等抗氧化物質，請務必全部吃完。

口感酸甜，亦可當甜點享用

香甜蘋果湯

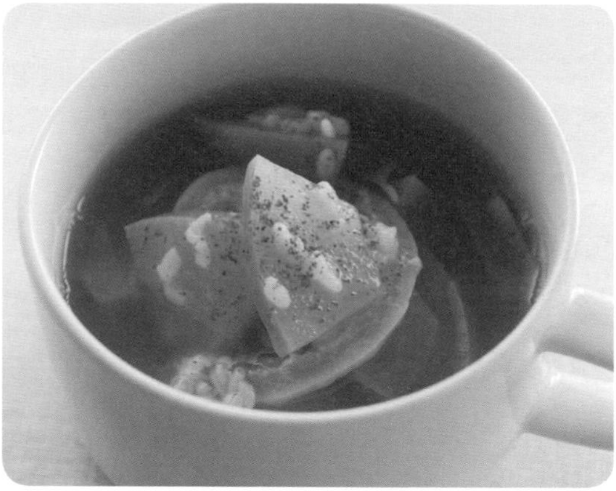

時間
35 分鐘

熱量	67 kcal
蛋白質	0.5 g
醣類	15.1 g
鹽分	0.3 g

材料（2 人份）

蘋果……1/2 顆（150g）

A
- 水……1 又 1/2 杯
- 甘麴……3 大匙
- 肉桂棒……1/2 根

醋……2 大匙

鹽、辣椒粉……各少許

作法

1. 帶皮蘋果切成 5~6mm 寬的四分之一圓片。
2. 將 1 與 A 放入鍋中，蓋上鍋蓋煮沸，轉小火煮 20~30 分鐘。
3. 以醋及鹽調味，盛入碗裡，撒上辣椒粉。

健康功效就靠它！

甘麴＋醋＋蘋果

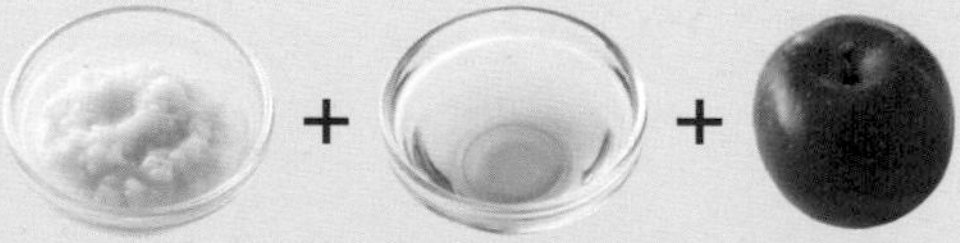

醋可以促進腸胃蠕動，改善便祕，搭配甘麴的乳酸菌，能調理腸內環境。蘋果富含抗氧化物質與維他命類，有助於減緩端粒（決定壽命長短的染色體）的減少。

搗碎梅乾後拌勻，即可享用

日式梅乾酒粕湯

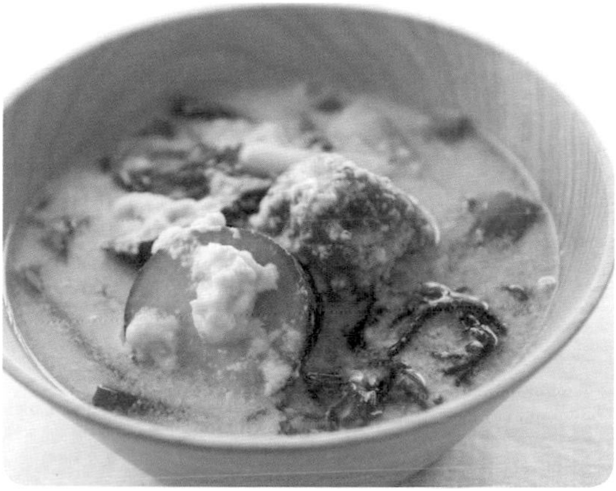

時間
25 分鐘

熱量	138 kcal
蛋白質	5.7 g
醣類	20.8 g
鹽分	2.9 g

材料（2 人份）

- 地瓜 …… 100g
- 醃梅乾 …… 2 顆（30g）
- 萬能蔥 …… 1/3 把（20g）
- 水雲（褐藻）…… 1 包（40g）
- 日式高湯 …… 1 又 3/4 杯
- 酒粕 …… 50g

作法

1. 將酒粕撕成小塊，浸泡在 1/4 杯日式高湯裡。以竹籤均勻戳刺醃梅乾；帶皮地瓜切成 1cm 寬圓片，迅速過水後瀝乾水分。萬能蔥切成 3cm 長段。
2. 將剩下的日式高湯、地瓜與醃梅乾放入鍋中，蓋上鍋蓋煮沸，轉中火煮 10~15 分鐘。
3. 拌勻 **1** 的酒粕後放入鍋中煮沸，再放入萬能蔥及水雲。

健康功效就靠它！

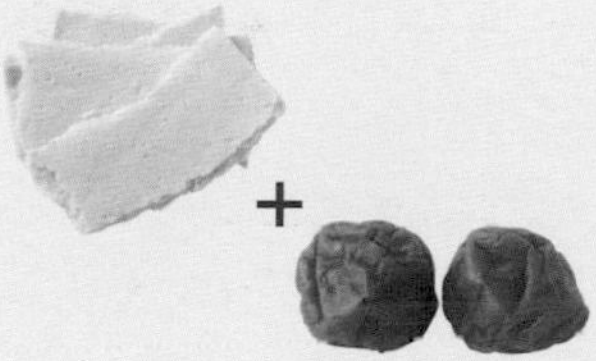

酒粕＋醃梅乾

酒粕富含食物纖維、維他命 B 群與葉酸等，是營養價值很高的食品。酒粕是釀酒廠將釀酒後剩餘的酒渣去除水分後製成，具有極強的發酵作用。醃梅乾含檸檬酸，有助於消除疲勞。

醃白菜帶有適中酸味，是最好的調味料

醃白菜豬肉湯

材料（2人份）

醃白菜……100g
豬里肌肉片……100g
紅辣椒（撕碎去籽）……1根
麻油……1/2大匙
熱水……1又1/2杯
鹽……少許

作法

1 醃白菜稍微瀝乾湯汁，和豬肉一起，都切成一口大小。

2 將麻油與紅辣椒放入鍋中，開中火加熱，放入豬肉炒熟，再放入醃白菜迅速拌炒。

3 鍋中倒入熱水，煮沸後撈起浮沫，撒鹽調味。

時間 15分鐘

熱量	168 kcal
蛋白質	10.4 g
醣類	1.0 g
鹽分	1.5 g

健康功效就靠它！

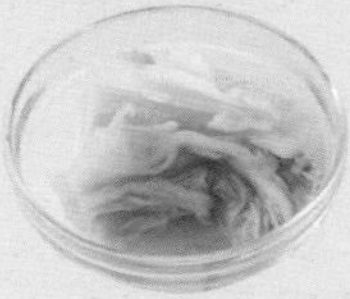

醃白菜

醃白菜是以鹽醃漬白菜使其發酵的食品，大白菜含有食物纖維及異硫氰酸酯，再搭配植物性乳酸菌的作用，有助於改善腸道環境、預防癌症。豬肉也能補充優質蛋白質。

增加腸內好菌的發酵蔬菜湯

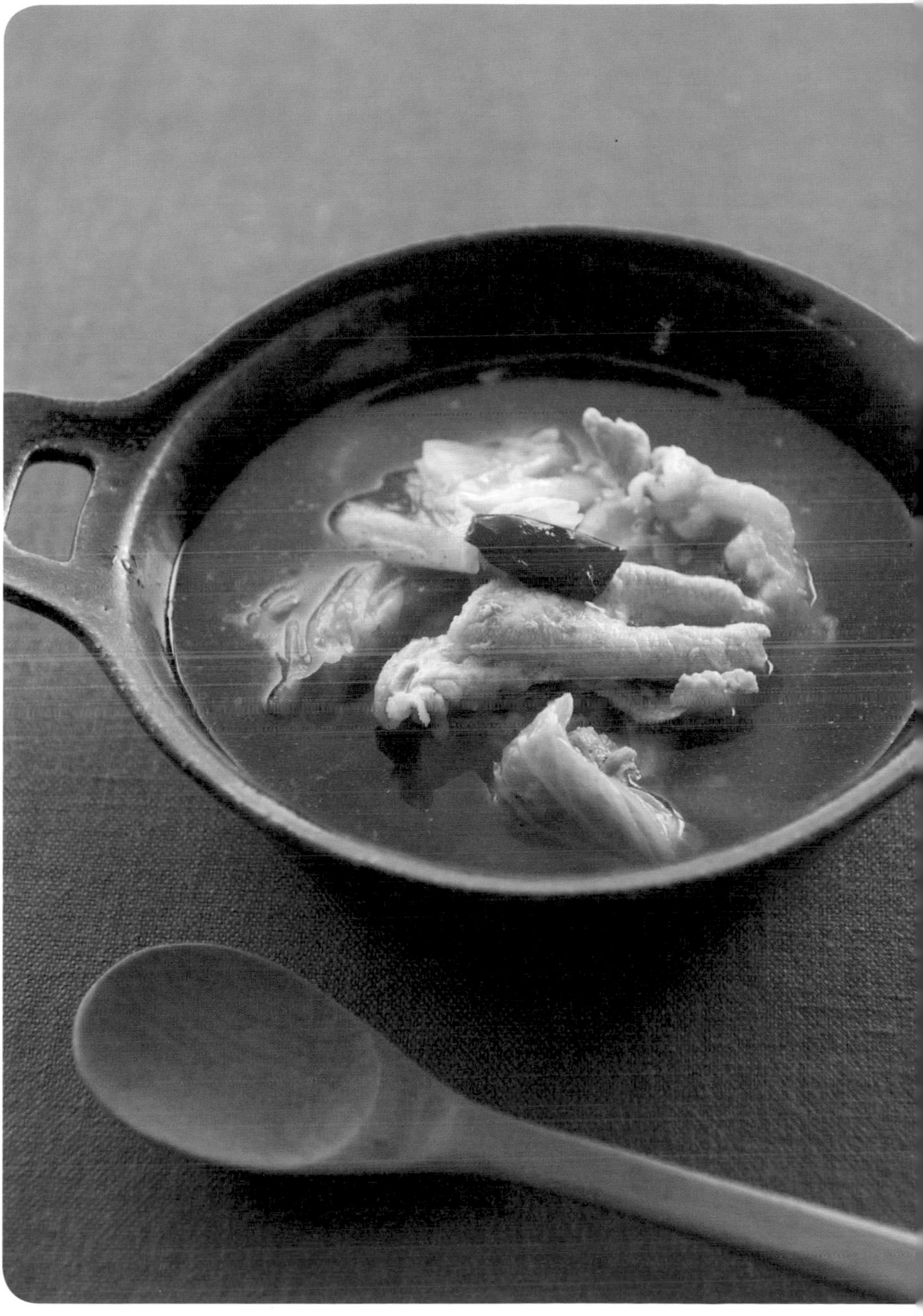

拌勻食材即完成，口感微辣又清爽

米糠小黃瓜水雲冷湯

材料（2人份）

米糠小黃瓜……1/2根（50g）

Ⓐ
- 麻油……1小匙
- 長蔥（切成蔥末）……10cm
- 生薑（切成生薑末）……1/2塊
- 辣椒粉……1/2小匙
- 水雲（褐藻）……1包（40g）

Ⓑ
- 醋……2大匙
- 醬油……1/2小匙

冷水……1又1/4杯

作法

1 小黃瓜切成薄圓片。

2 將**1**、Ⓐ放入調理碗拌勻，再放入Ⓑ拌勻，最後倒入冷水即完成。

時間
5分鐘

熱量	41 kcal
蛋白質	1.0 g
醣類	3.4 g
鹽分	2.1 g

健康功效就靠它！

米糠小黃瓜＋水雲＋醋

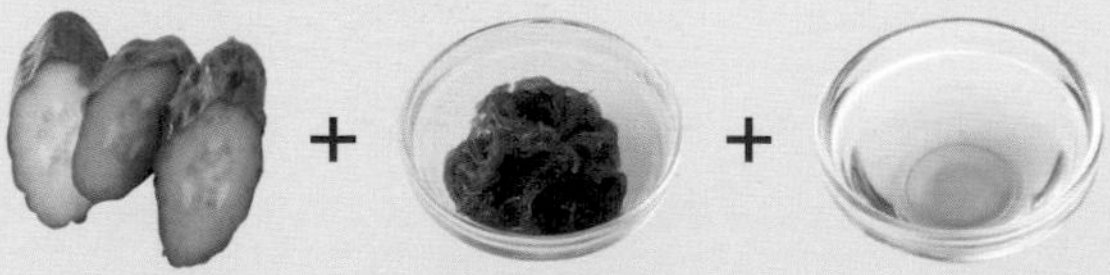

米糠小黃瓜是醬菜的一種，富含植物性乳酸菌，也能當成湯料享用。搭配富含食物纖維的水雲，有助於改善便祕。醋也能促進腸胃蠕動，調整腸內環境。湯品帶有適度酸味時，便可減少鹽分攝取，適合高血壓患者。

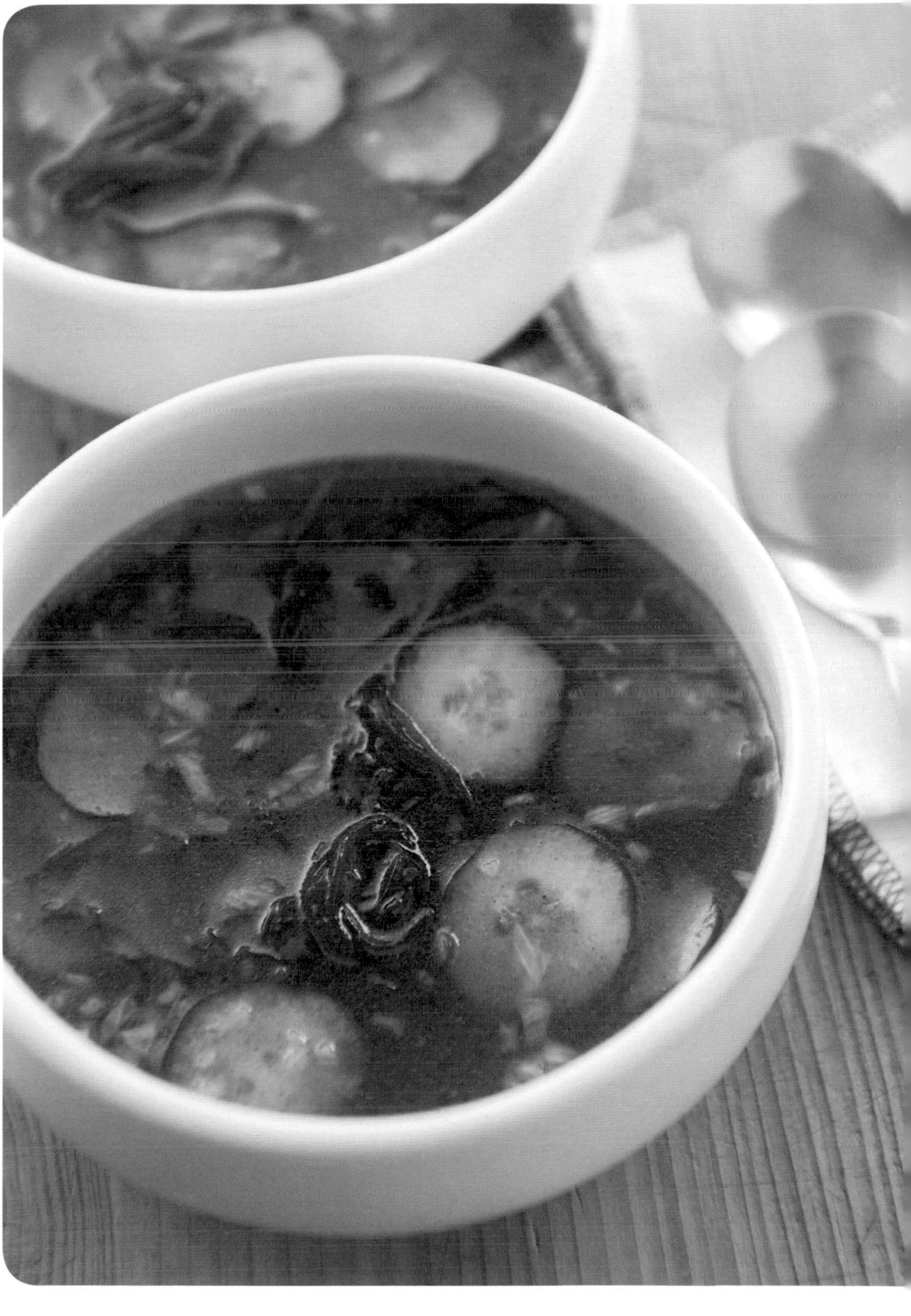

酸菜的鮮味及酸味，為湯品增添豐富層次

酸菜絞肉豆漿湯

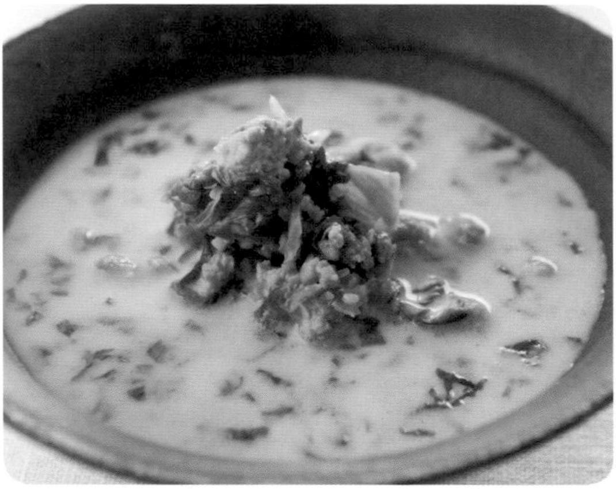

時間
10 分鐘

熱量	220 kcal
蛋白質	14 g
醣類	4.9 g
鹽分	1.2 g

材料（2 人份）

酸菜……30g
豬絞肉……100g
大蒜（壓碎）……1/2 瓣
麻油……1/2 大匙
酒……1 大匙
熱水……1/2 杯
豆漿（成分無調整）
……1 又 1/4 杯
鹽、黑胡椒……各少許

作法

1 酸菜切碎。

2 麻油倒入鍋中，開中火加熱，放入絞肉、大蒜拌炒。絞肉炒鬆後放入 **1** 繼續拌炒。

3 鍋中加入酒、熱水至煮沸。倒入豆漿待煮沸後，撒鹽及黑胡椒調味，立刻關火。

健康功效就靠它！

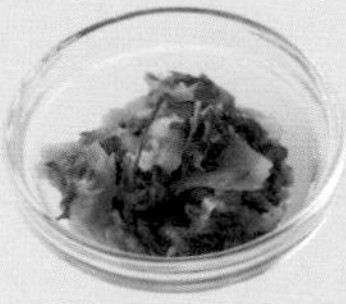

酸菜

酸菜也是富含植物性乳酸菌的發酵食品，可增加好菌，維持腸道健康。豆漿富含大豆卵磷脂、大豆皂素及大豆異黃酮等營養成分，當湯底使用能提升健康功效。

帶有清爽酸味的湯品，放涼也好喝！

柴漬萵苣豆腐湯

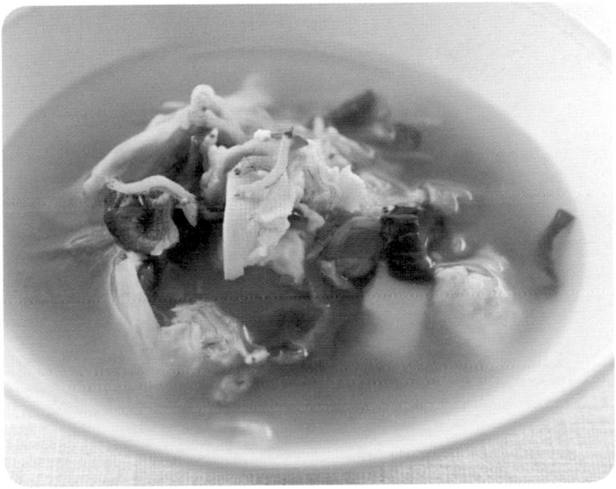

時間 10分鐘

熱量	120 kcal
蛋白質	6.8 g
醣類	2.4 g
鹽分	1.4 g

材料（2人份）

- 柴漬醬菜……30g
- 萵苣……1/2顆（150g）
- 板豆腐……2/3塊（100g）
- 白色小魚乾……10g
- 沙拉油……1大匙
- 日式高湯……1又1/2杯
- Ⓐ 醬油……1/5小匙
- Ⓐ 鹽、黑胡椒……各少許

作法

1. 柴漬醬菜切碎；萵苣撕成一口大小。
2. 將沙拉油倒入鍋中，開中火加熱，放入白色小魚乾炒香，再放入萵苣炒軟，豆腐一邊捏碎一邊放入鍋中，繼續拌炒。
3. 倒入日式高湯，煮沸後放入柴漬醬菜，直到再次煮沸，最後以Ⓐ調味。

健康功效就靠它！

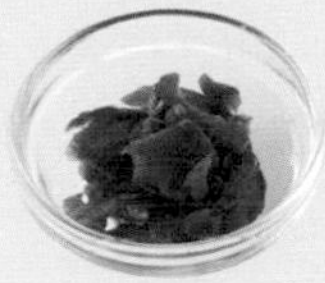

柴漬醬菜

一般料理的酸味通常來自於醋，柴漬醬菜的酸味則來自於乳酸發酵，若想善用發酵食品的健康功效，不妨選擇乳酸發酵食品，有助於預防壞菌附著及增生。

這是一道土耳其式的冷湯，非常適合夏天飲用

大蒜優格湯

材料（2人份）

大蒜……40g
原味優格……1杯
橄欖油……1小匙
Ⓐ
- 熱水……1杯
- 白酒……2大匙
- 雞高湯塊……1/4塊
- 月桂葉……1/2片
- 乾燥百里香粉……少許

鹽、黑胡椒……各少許
百里香（裝飾用）……少許

時間	
20分鐘	

熱量	121 kcal
蛋白質	5.0 g
醣類	10 g
鹽分	0.6 g

作法

1 將橄欖油與大蒜放入鍋中，開小火炒至大蒜稍微變色。加入Ⓐ，蓋上鍋蓋煮10~15分鐘。

2 關火，拿掉月桂葉，壓碎大蒜。放涼後，放進冰箱冷藏3小時（不計入調理時間）。

3 拿出冷藏的湯品，倒入優格拌勻，撒鹽及黑胡椒調味。盛入碗裡，放上百里香裝飾。

健康功效就靠它！

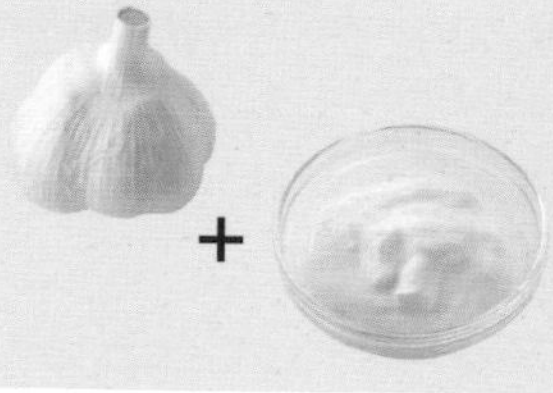

大蒜＋優格

大蒜是列於美國國立癌症研究所「計畫性食品金字塔」的頂端，抗癌效果最強的食物，建議要積極攝取。優格是具有代表性的發酵食品，可維持腸道健康，提升免疫力，加強抗癌效果。

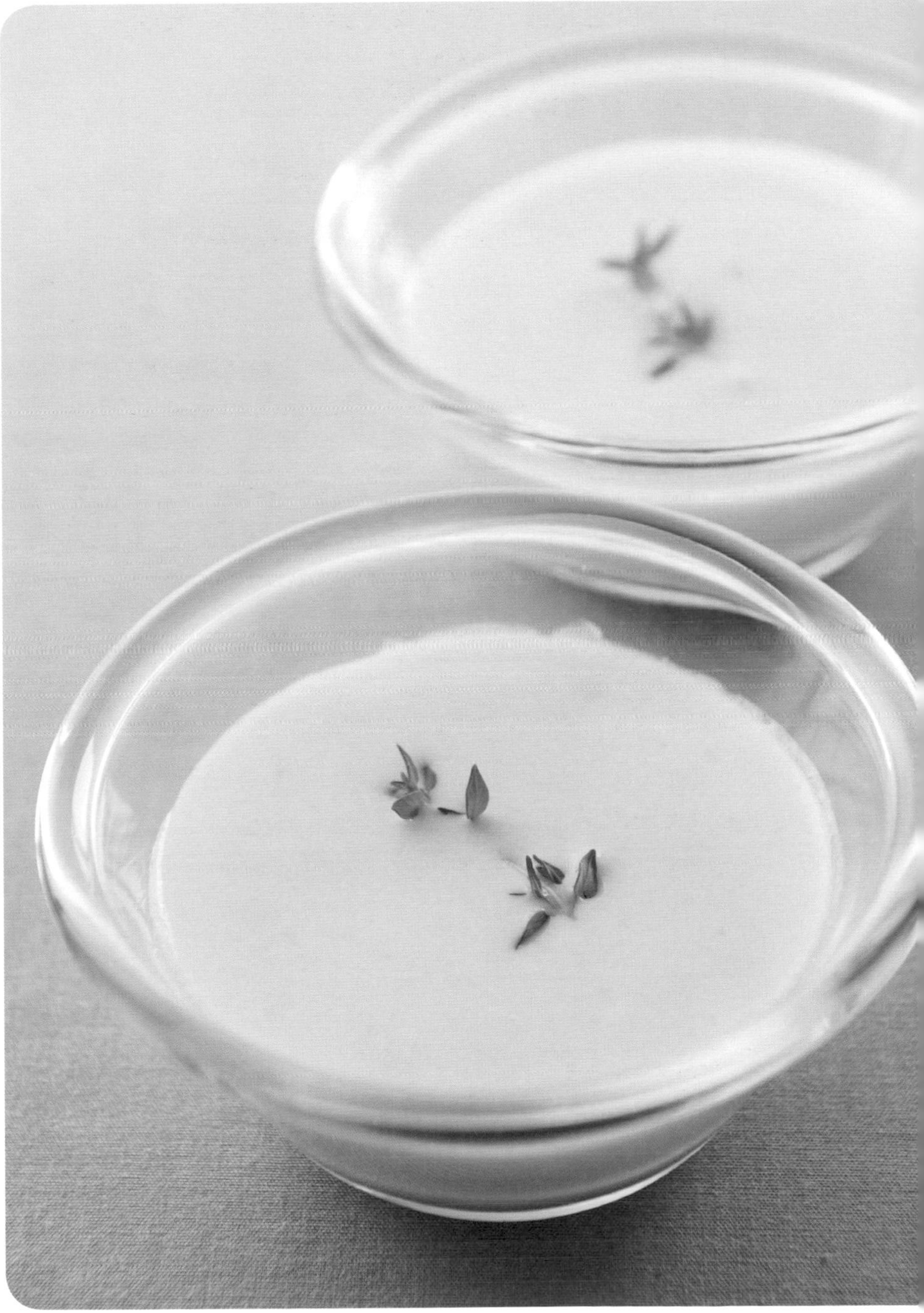

小火炒軟的洋蔥，散發香甜滋味

焗烤起司洋蔥湯

材料（2人份）

洋蔥……**1**又**1/2**顆（**300**g）
格呂耶爾起司絲……**40**g
橄欖油……**1**大匙

Ⓐ
- 熱水……**1**又**1/2**杯
- 雞高湯塊……**1/2**塊
- 月桂葉……**1/2**片

Ⓑ
- 大蒜泥……少許
- 鹽、粗粒黑胡椒……少許

時間
55分鐘

熱量	200 kcal
蛋白質	7.1 g
醣類	11.7 g
鹽分	1.0 g

作法

1 洋蔥直切成薄片，越薄越好。

2 將橄欖油倒入鍋中，以中火加熱，放入**1**炒至水分收乾。轉小火炒20~30分鐘，炒至洋蔥變成褐色。

3 加入Ⓐ，轉中火煮沸，再轉小火煮7~8分鐘。放入Ⓑ拌勻。

4 湯品盛入耐熱容器裡，放上起司，以烤箱烤8~10分鐘。

健康功效就靠它！

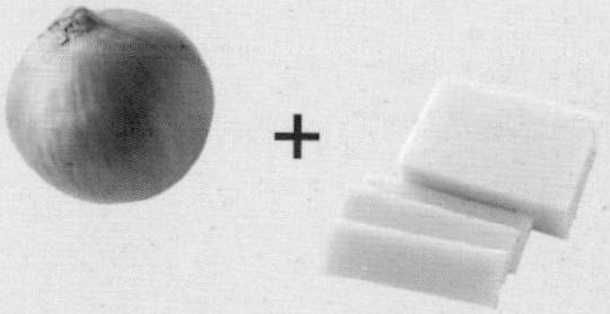

洋蔥＋起司

洋蔥富含寡醣，寡醣是好菌的食物，有助於增加好菌，維持腸道健康。起司不只能幫身體補充蛋白質，也是重要的鈣質來源。

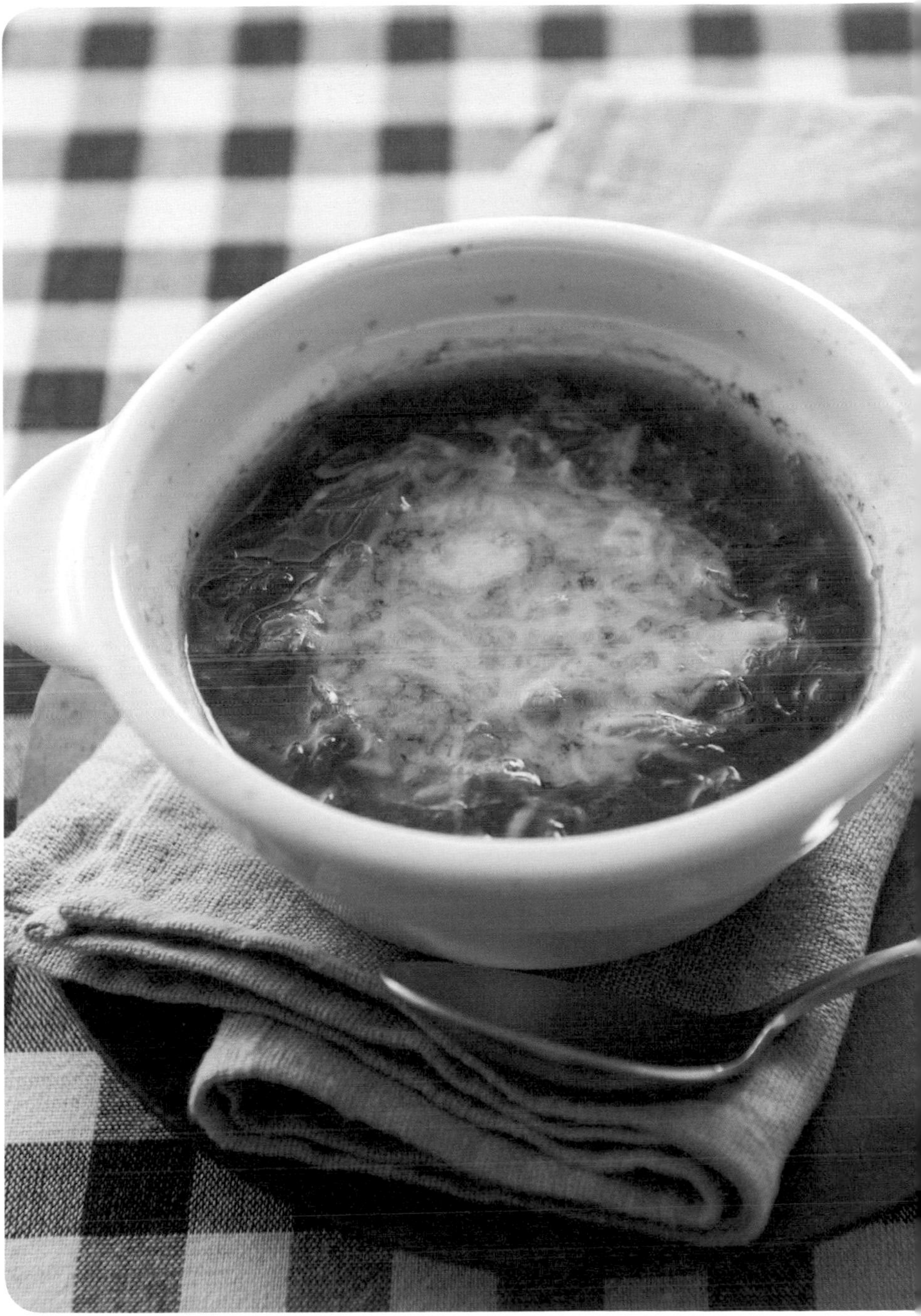

小茴香、薄荷適合搭配優格，可補充鈣質

彩色優格湯

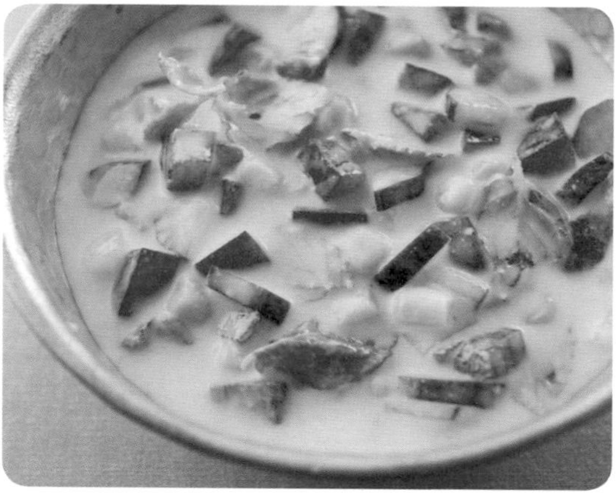

時間
15 分鐘

熱量	98 kcal
蛋白質	5.0 g
醣類	11 g
鹽分	0.8 g

材料（2 人份）

- 紅椒……1/4 顆（50g）
- 小黃瓜……1 根
- 玉米粒……50g
- 原味優格……1 杯
- Ⓐ 鹽……1/5 小匙
- Ⓐ 小茴香粉、黑胡椒……各少許
- 冷水……1/2 杯
- 薄荷……少許

作法

1. 紅椒切成 5mm 丁狀。小黃瓜直切成 4 等分，再切成 7~8mm 寬。薄荷摘下葉子。
2. 紅椒、小黃瓜、玉米粒放入調理碗，加入Ⓐ拌勻，靜置 10 分鐘。
3. 倒入優格拌勻，加入冷水稀釋，再放入薄荷拌勻。

健康功效就靠它！

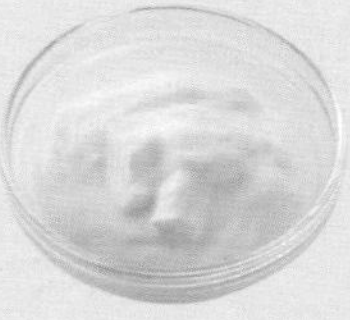

優格

以優格製成的冷湯，最適合當成早餐或午餐。除了乳酸菌外，還能補充鈣質，預防骨質疏鬆症。再搭配富含 β- 胡蘿蔔素及維他命 C 的紅椒，可發揮抗氧化作用。

加入蓬鬆的蛋花，吃起來十分清爽

起司蛋花湯

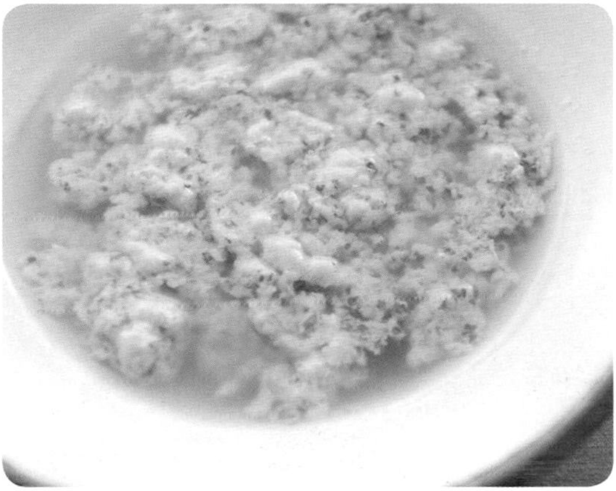

時間
10 分鐘

熱量	81 kcal
蛋白質	6.4 g
醣類	1.6 g
鹽分	1.0 g

材料（2 人份）

- 起司粉……2 大匙
- 蛋……1 顆
- 荷蘭芹（切碎）……1 大匙
- Ⓐ 乾燥麵包粉……1 大匙
- Ⓐ 白酒……1 小匙
- Ⓑ 熱水……2 杯
- Ⓑ 雞高湯塊……1/2 塊
- 鹽、黑胡椒……各少許

作法

1 將Ⓐ拌勻備用。

2 將Ⓑ放入鍋中，開中火煮沸。

3 將蛋打在調理碗中，打成蛋液，放入起司粉、**1** 及荷蘭芹後打勻。

4 在 **2** 中撒鹽及黑胡椒調味，再倒入 **3**，待蛋液稍微凝結後則輕輕攪拌。

健康功效就靠它！

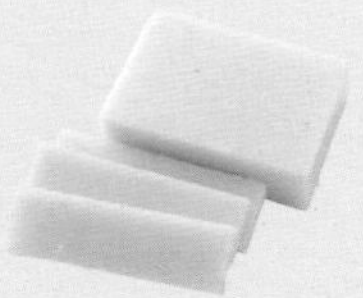

起司

起司不只是發酵食品，也是補充鈣質的優良食材。此外，起司中的蛋白質容易消化，吸收效率佳，加上帶有鮮味，無須加鹽也很好吃，有助於減少鹽的攝取量。

放入大量香氣四溢的烤蔬菜，幫助攝取食物纖維

烤蔬菜山藥味噌湯

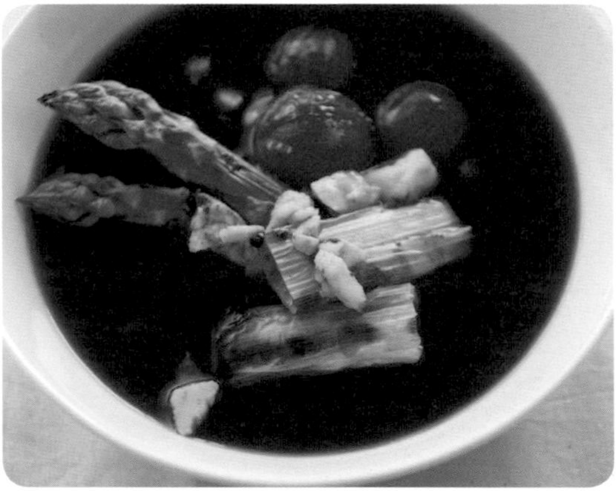

時間
20 分鐘

熱量	123 kcal
蛋白質	6.9 g
醣類	18 g
鹽分	1.6 g

材料（2 人份）

日本山藥……………………**100**g
綠蘆筍…………**2** 根（**50**g）
小番茄…………………………**6** 顆
長蔥…………**3/4** 根（**80**g）
日式高湯………**1** 又 **1/2** 杯
八丁味噌……**1** 又 **1/2** 大匙
白醋……………………………少許

作法

1 山藥去皮，浸泡在加少許白醋的水中 20 分鐘（不計入調理時間），接著洗淨，拭乾水分。切成一口大小，放入塑膠袋，以擀麵棍敲碎。

2 綠蘆筍切下根部，削去 1/3 的皮。長蔥切成 15~20cm 長段。綠蘆筍和番茄烤 5~6 分鐘，長蔥烤 7~8 分鐘（若只能烤單面，請中途翻面，烤久一點）。烤好後，綠蘆筍和長蔥切成容易入口的長度。

3 在鍋中加熱日式高湯，溶入味噌，再將 **1** 及 **2** 倒入碗中。

健康功效就靠它！

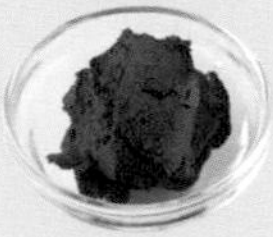

八丁味噌

味噌中的植物性乳酸菌耐胃酸，可在新鮮狀態下抵達腸道，讓腸道功能恢復正常，維持健康狀態。

在味噌湯中加入南瓜及大豆，可促進腸道消化

南瓜大醬湯

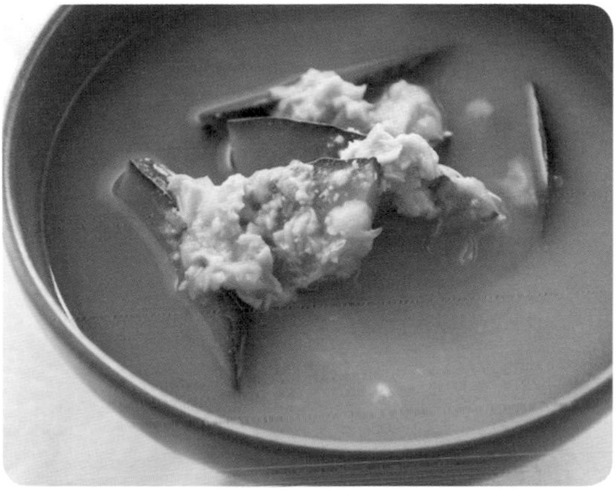

時間
15 分鐘

熱量	143 kcal
蛋白質	9.7 g
醣類	11.1 g
鹽分	1.9 g

材料（2 人份）

南瓜……100g
蒸大豆……100g
日式高湯……1 又 1/2 杯
味噌……4 小匙

作法

1 南瓜切成 5mm 寬，即一口大小的塊狀；蒸大豆放入研磨缽搗碎。

2 將日式高湯與南瓜放入鍋中，蓋上鍋蓋，開中火煮軟。

3 溶入味噌，放入 **1** 的大豆再煮一下即完成。

健康功效就靠它！

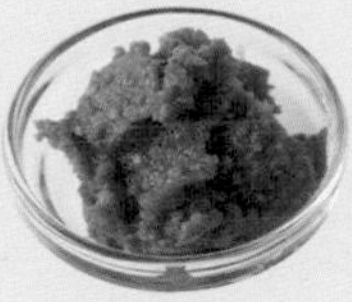

味噌

在日本，將搗碎的大豆放入味噌湯的料理稱為「吳汁」。味噌富含可在新鮮狀態下抵達腸道的植物性乳酸菌；大豆與南瓜皆含食物纖維，具有很好的整腸作用。大豆中含卵磷脂，也能發揮卓越的抗氧化作用。

毛豆是未成熟的大豆，最適合搭配味噌

日式毛豆濃湯

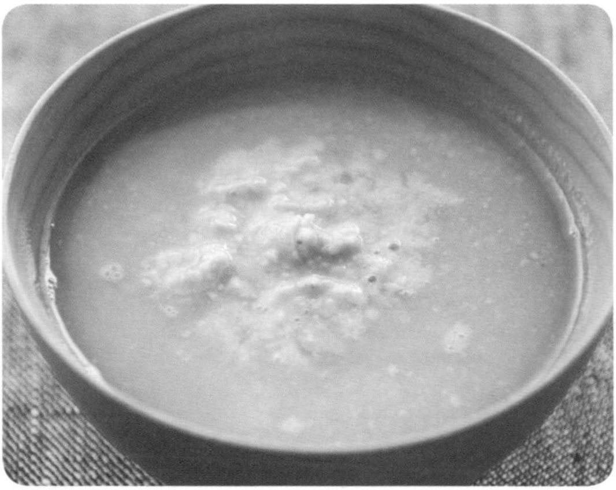

時間
20 分鐘

熱量	121 kcal
蛋白質	10.3 g
醣類	4.7 g
鹽分	1.6 g

材料（2 人份）

毛豆（帶豆莢）……………… 250g
日式高湯 ……………… 1 又 1/2 杯
味噌 ……………………… 4 小匙

作法

1 毛豆放入水中煮軟後，泡在冷水裡，剝除豆莢與薄皮，再放入研磨缽搗碎。

2 將日式高湯放入鍋中，開中火加熱，開始冒泡時便溶入味噌，再放入毛豆至煮沸。

健康功效就靠它！

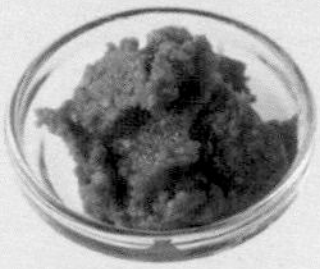

味噌

味噌是大豆製品，不只含大豆的營養素，發酵後充滿胺基酸及維他命類，能促進健康。此外，也含有大量乳酸菌，搭配毛豆中的食物纖維，可充分發揮整腸作用。

第四章

美顏蔬菜湯

加入帶骨魚&肉的

可充分攝取雞骨、番茄和昆布的鮮味成分

雞翅秋葵番茄湯

材料（2人份）

雞中翅……8隻（180g）
秋葵……6根（50g）
洋蔥……1/4顆（50g）
番茄切塊（罐頭）……100g
Ⓐ
- 水……2又1/2杯
- 大蒜（壓碎）……1/2瓣
- 昆布……3cm長2片
- 酒……2大匙

鹽……1/4小匙
黑胡椒……少許

時間 15分鐘

熱量	172 kcal
蛋白質	12 g
醣類	5.6 g
鹽分	0.9 g

作法

1 將Ⓐ放入鍋中，浸泡20分鐘（不計入調理時間）。開中火煮沸，放入雞肉再煮沸。轉小火，撈起浮沫。蓋上落蓋（見下方說明），不時掀蓋撈浮沫，煮40分鐘（不計入調理時間）。

> 日本常見的烹調方法，用一個比鍋面還小的蓋子直接蓋在料理上煮，可避免食材滾爛，只需少量醬汁即可滷煮食材。如果手邊沒有小蓋子，也可以將鋁箔紙或烘焙紙剪成鍋面大小，鋪在食材上亦可。

2 洋蔥直切成薄片。

3 將番茄切塊，和秋葵、洋蔥都加入**1**中，再煮10分鐘。撒鹽及黑胡椒調味。

健康功效就靠它！

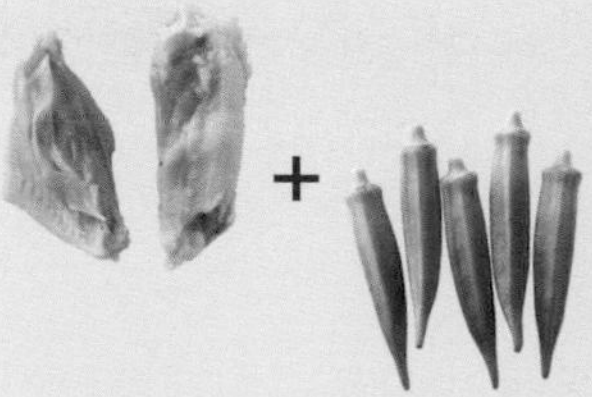

雞中翅＋秋葵

從雞骨中溶出的明膠可維持腸黏膜健康，秋葵黏液則含有水溶性食物纖維，有助於改善便祕，打造良好的腸內環境，並提升免疫力。秋葵也含有豐富的抗氧化成分。

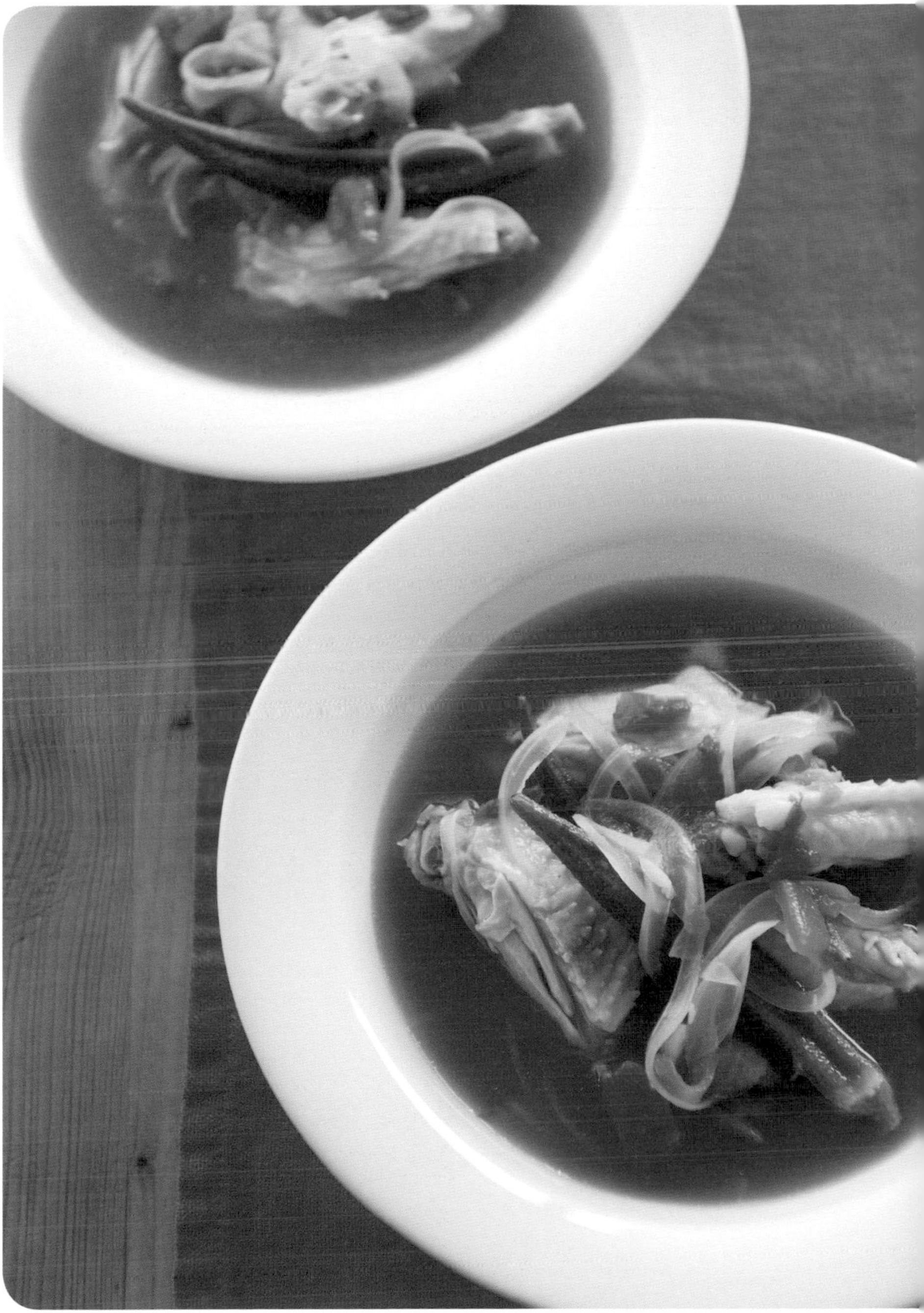

在湯中加入西芹及香草，香氣更濃郁

雞翅蘑菇番茄湯

材料（2人份）

雞翅尖……4隻（200g）
蘑菇……4~5朵
番茄……1/2顆（100g）
洋蔥……1/2顆（100g）
西芹……1/2根（40g）

Ⓐ
- 水……2又1/2杯
- 白酒……2大匙
- 昆布……3cm長2片
- 大蒜（壓碎）……1/2瓣
- 月桂葉……1/2片
- 乾燥百里香……少許

鹽……1/4小匙
黑胡椒……少許
百里香（裝飾用）……少許

時間 30分鐘

熱量	321 kcal
蛋白質	22.7 g
醣類	7.2 g
鹽分	1.0 g

作法

1 將Ⓐ放入鍋中，浸泡20分鐘（不計入調理時間）。開中火煮沸後，放入雞肉。煮沸後轉小火，撈起浮沫。蓋上落蓋，不時掀蓋撈浮沫，再煮30分鐘（不計入調理時間）。

2 蘑菇對切，番茄、洋蔥切成較大塊的月牙片。西芹切成3~4cm長段。

3 將洋蔥、西芹、蘑菇加入**1**中，再煮20分鐘。放入番茄煮2~3分鐘，撒鹽與黑胡椒調味。盛入碗裡，放上百里香裝飾。

健康功效就靠它！

雞翅尖＋番茄

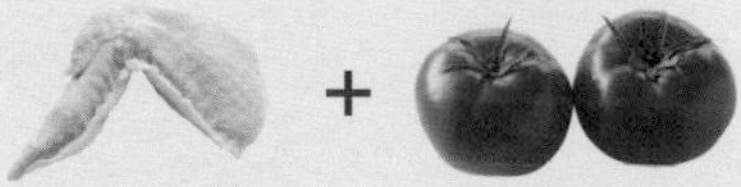

溶在湯裡的膠原蛋白可維持肌膚彈性，保持年輕。多吃番茄能補充抗氧化成分，也能預防肌膚老化。

用剩下的湯再變出新湯品（1人份）

先將3/4杯的湯煮沸，再放入10g埃及國王菜的葉子，煮至沸騰。盛入碗裡，以刨絲器削5g帕米吉安諾起司，撒入湯裡即可。

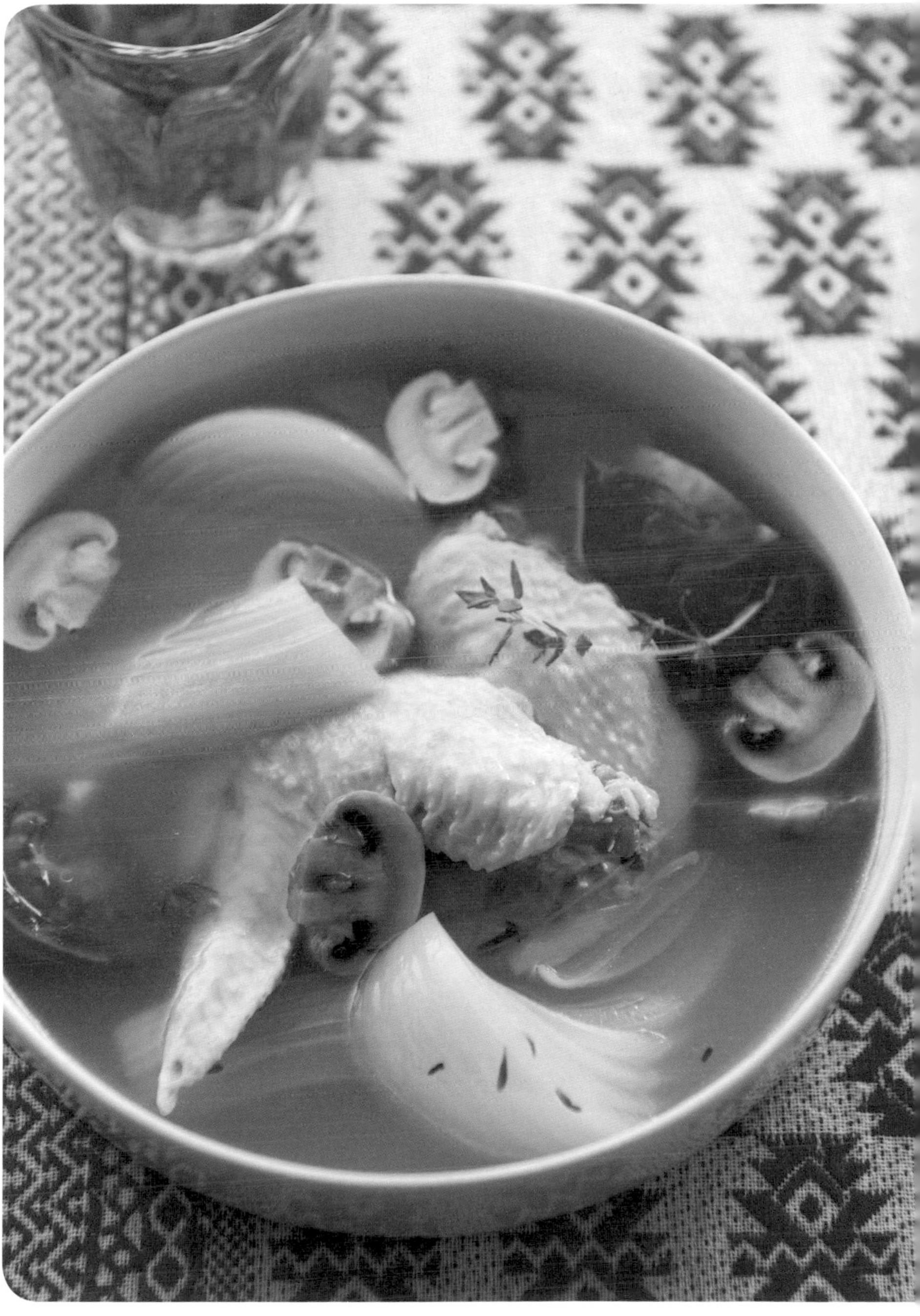

黑胡椒讓味道溫潤的湯更有層次

雞翅白花椰奶油濃湯

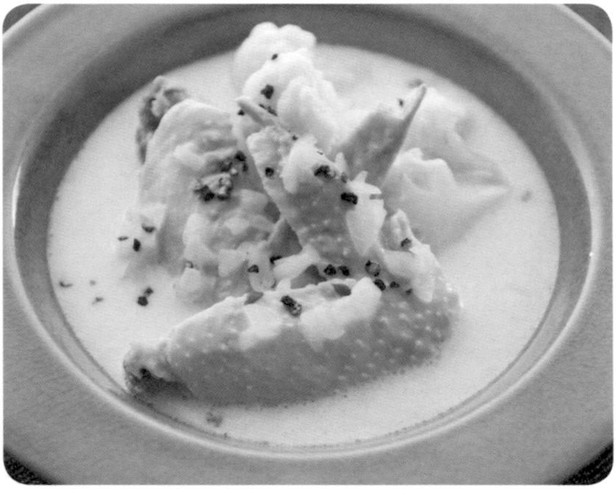

時間
25 分鐘

熱量	396 kcal
蛋白質	14.2 g
醣類	6.0 g
鹽分	0.9 g

材料（2 人份）

雞翅尖……………4 隻（200g）
白花椰菜…………1/4 朵（150g）
洋蔥………………1/4 顆（50g）

Ⓐ
- 水……………………2 杯
- 白酒…………………2 大匙
- 昆布…………3cm 長 2 片
- 月桂葉………………1/2 片

鮮奶油（乳脂 36%）……1/2 杯

Ⓑ
- 鹽……………………1/4 小匙
- 大蒜泥………………少許

粗磨黑胡椒………………少許

作法

1 將Ⓐ放入鍋中，浸泡 20 分鐘（不計入調理時間）。開中火煮沸後放入雞肉，再次煮沸後轉小火，撈起浮沫。蓋上落蓋，不時掀蓋撈浮沫，再煮 30 分鐘（不計入調理時間）。

2 白花椰菜分小朵；洋蔥切碎。

3 **2** 放入 **1** 中，煮 20 分鐘。再倒入鮮奶油煮 5 分鐘，以Ⓑ調味。盛入碗裡，撒上黑胡椒。

健康功效就靠它！

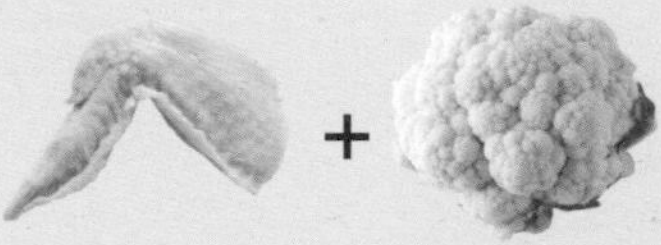

雞翅尖＋白花椰菜

雞肉含膠原蛋白，白花椰菜則能促進膠原蛋白生成，還可預防骨質疏鬆症，維持好膚質。

起鍋後淋上麻油，增添濃郁口感及香氣

雞翅萵苣湯

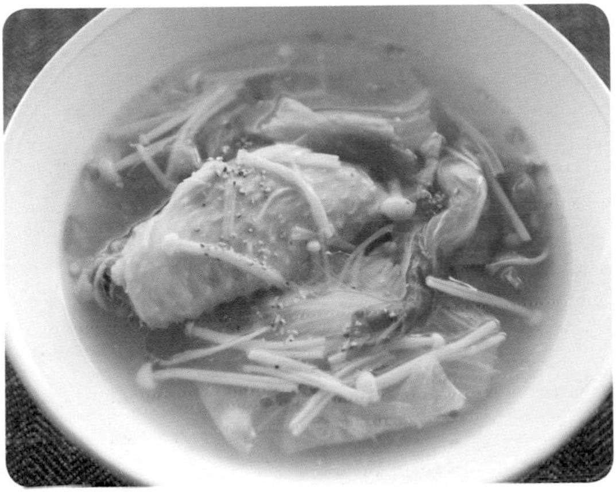

時間
10 分鐘

熱量	185 kcal
蛋白質	11.6 g
醣類	3.1 g
鹽分	0.9 g

材料（2 人份）

雞翅尖……4 隻（200g）
萵苣……100g
金針菇……1/2 包（50g）
Ⓐ
- 水……2 又 1/2 杯
- 酒……2 大匙
- 昆布……3cm 長 2 片

鹽……1/4 小匙
粗磨白胡椒……少許
麻油……1 小匙

作法

1 將Ⓐ放入鍋中，浸泡 20 分鐘（不計入調理時間）。開中火煮沸，放入雞肉，再次煮沸後轉小火，撈起浮沫。蓋上落蓋，不時掀蓋撈浮沫，再煮 40 分鐘（不計入調理時間）。

2 萵苣撕成一口大小；金針菇切成 3cm 長段。

3 將 **2** 放入 **1** 中，煮 4~5 分鐘。撒鹽及白胡椒調味，盛入碗裡，淋上麻油。

健康功效就靠它！

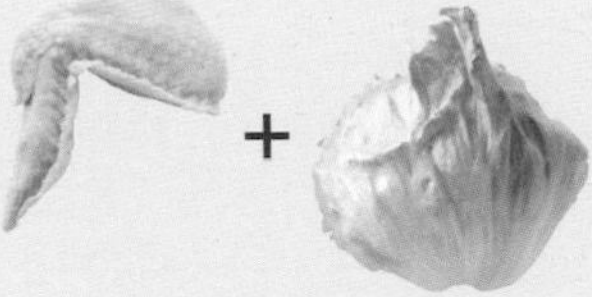

雞翅尖＋萵苣

鮮味十足的湯可提高飽足感，避免吃太多，有助於預防肥胖。萵苣不僅熱量低，也是優質的食物纖維來源，能避免餐後血糖值急速上升。

雞肉適合搭配牛蒡，鴨兒芹則能增添獨特香味

棒棒腿牛蒡味噌湯

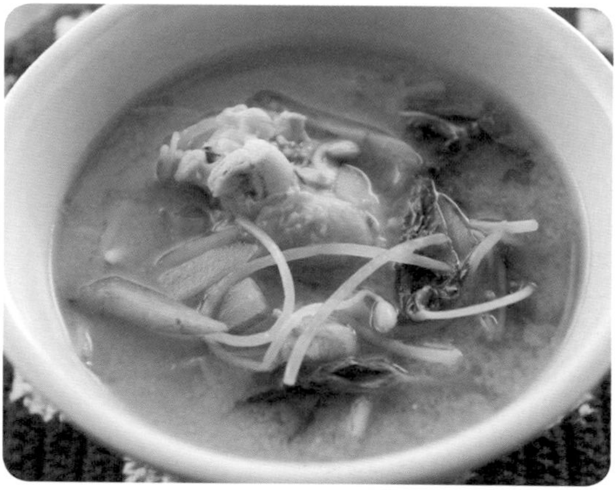

時間
15 分鐘

熱量	346 kcal
蛋白質	27.1 g
醣類	9.8 g
鹽分	2.5 g

材料（2 人份）

棒棒腿……4 隻（250g）
牛蒡……1/2 根（80g）
豆芽菜……80g
鴨兒芹……1 把（50g）
Ⓐ 水……2 又 1/2 杯
Ⓐ 酒……2 大匙
Ⓐ 昆布……3cm 長 2 片
麥味噌……2 大匙

作法

1. 將Ⓐ放入鍋中，浸泡 20 分鐘（不計入調理時間）。牛蒡削成絲。
2. 開中火將Ⓐ煮沸，放入雞肉，煮沸後轉小火，撈起浮沫。放入牛蒡，蓋上落蓋，不時掀蓋撈浮沫，再煮 40 分鐘（不計入調理時間）。
3. 摘下豆芽菜的鬚根；鴨兒芹切成 4~5cm 長段。
4. 將味噌溶入 **2** 中，放入 **3** 再煮一下即可。

健康功效就靠它！

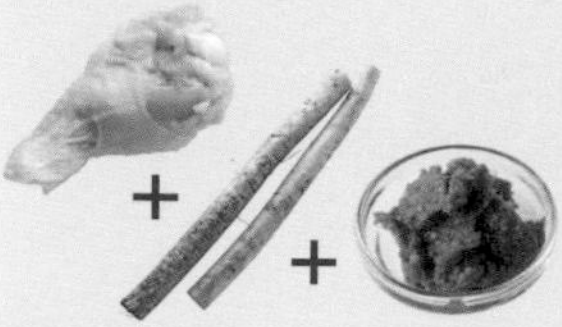

棒棒腿＋牛蒡＋味噌

帶骨肉煮的湯品及味噌富含麩胺酸，具有保護腸道的作用。牛蒡也富含食物纖維，有助於改善便祕，促進腸道健康。只要增強免疫力，就能打造不易生病的體質。

咖哩香味撲鼻而來，可多放一點荷蘭芹！

棒棒腿高麗菜咖哩湯

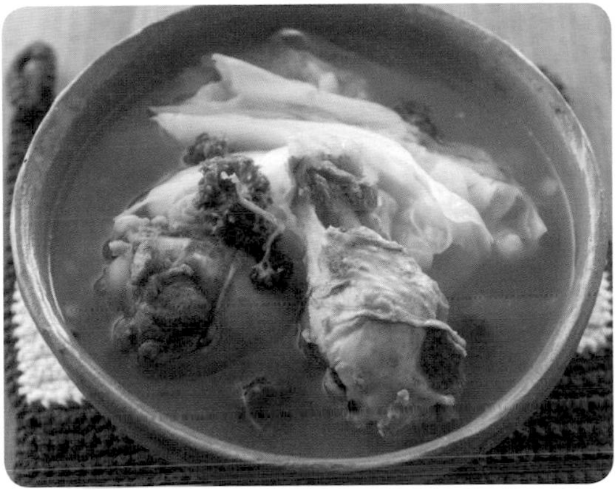

時間 20 分鐘

熱量	185 kcal
蛋白質	11.6 g
醣類	6.2 g
鹽分	0.9 g

材料（2 人份）

- 棒棒腿……4 隻（250g）
- 高麗菜……1/4 顆（250g）
- 荷蘭芹……適量
- A
  - 咖哩粉……1/2 大匙
  - 鹽……少許
- B
  - 水……2 又 1/2 杯
  - 白酒……2 大匙
  - 昆布……3cm 長 2 片
  - 月桂葉……1/2 片
  - 大蒜（壓碎）……1/2 瓣
- 鹽、黑胡椒……各少許

作法

1. 將B放入鍋中，浸泡 20 分鐘（不計入調理時間）。將A均勻抹在棒棒腿上，使其入味。
2. 開中火煮沸B，放入棒棒腿，再次煮沸後轉小火，撈起浮沫。蓋上落蓋，不時掀蓋撈浮沫，再煮 30 分鐘（不計入調理時間）。
3. 將高麗菜切較大塊，放入2中，煮 10~15 分鐘。荷蘭芹撕碎，放入鍋中煮一會兒，最後撒鹽及黑胡椒調味。

健康功效就靠它！

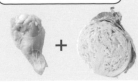

＋

棒棒腿＋高麗菜

湯裡的膠原蛋白能維持腸道的屏障功能，搭配高麗菜中的異硫氰酸酯，可打造不易罹癌的體質。

放上生菜搭配，營養更豐富
昆布排骨湯

材料（2人份）

排骨……300g
昆布……
2~3cm寬X15cm長，共2片
紅蘿蔔……20g
芽菜……1/2包
長蔥……10cm

A
- 水……2又1/2杯
- 酒……2大匙
- 大蒜（壓碎）……1/2瓣
- 鹽……1/4小匙

胡椒、粗磨黑胡椒……各少許

時間
15分鐘

熱量	326 kcal
蛋白質	11.5 g
醣類	2.9 g
鹽分	0.8 g

作法

1. 昆布快速浸濕，放置30~40分鐘還原（不計入調理時間）。對切後打結。
2. 將A與1放入鍋中，浸泡20分鐘（不計入調理時間）。開中火煮沸，放入排骨，煮沸後轉小火，撈起浮沫。蓋上落蓋，不時掀蓋撈浮沫，再煮40分鐘（不計入調理時間）。
3. 紅蘿蔔切絲，長蔥斜切成薄片，分別泡在冷水中，再瀝乾水分。
4. 以鹽與胡椒調味2，盛入碗裡，再放上3及芽菜，撒上粗磨黑胡椒。

用剩下的湯再變出新湯品（1人份）

1/2顆洋蔥（50g）直切成薄片，與20g水雲、1/2包納豆（20g）放入碗裡，再倒入3/4杯煮沸的湯即可。

健康功效就靠它！

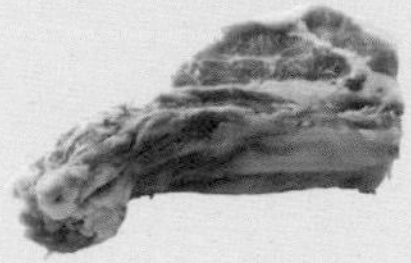

排骨

喝排骨湯能補充大量膠原蛋白，維持骨骼和肌膚健康。豬肉富含促進代謝的維他命B_1，再搭配昆布中的礦物質，有助於消除疲勞。

加入帶骨魚&肉的美顏蔬菜湯

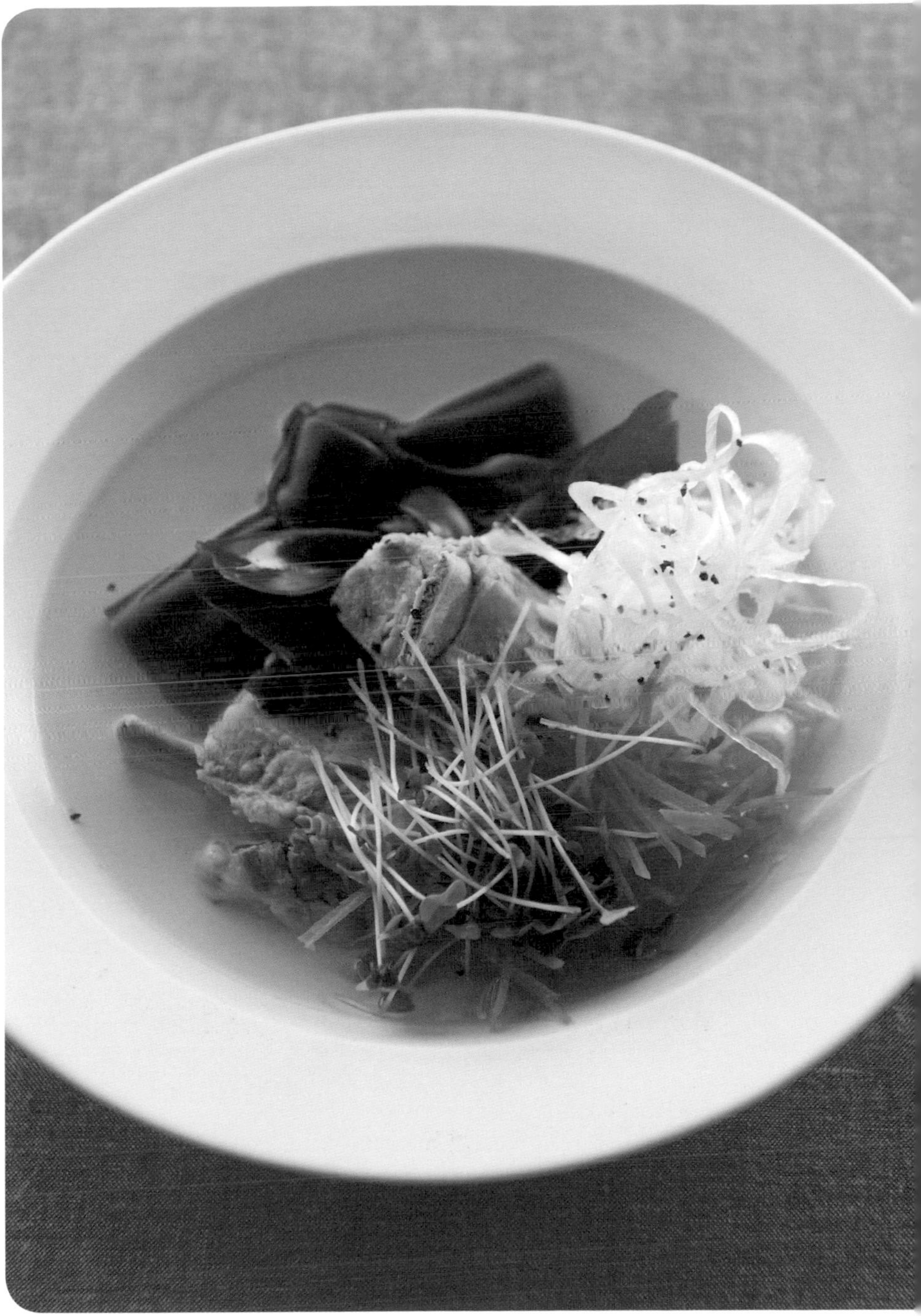

鮮味十足，還能享用到紅甜菜特有的風味

紅甜菜排骨湯

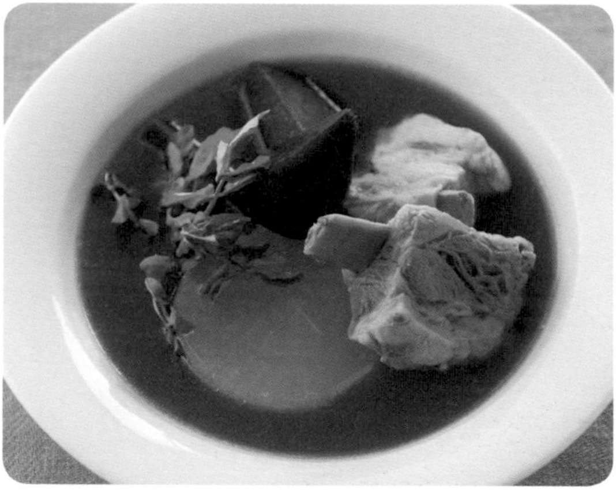

時間
15 分鐘

熱量	339 kcal
蛋白質	12.3 g
醣類	6.8 g
鹽分	0.9 g

材料（2 人份）

排骨……300g
紅甜菜（水煮）……100g
白蘿蔔……150g
Ⓐ
- 水……2 又 1/2 杯
- 大蒜（壓碎）……1/2 瓣
- 月桂葉……1/2 片
- 昆布……3cm 長 2 片

鹽……1/4 小匙
黑胡椒……少許
西洋菜……適量

作法

1. 將Ⓐ放入鍋中，浸泡 20 分鐘（不計入調理時間）。白蘿蔔切成 2cm 寬的圓片；紅甜菜切成較大的一口大小。
2. 開中火煮沸Ⓐ，放入排骨與白蘿蔔，再次煮沸後轉小火，撈起浮沫。蓋上落蓋，不時掀蓋撈浮沫，再煮 40 分鐘（不計入調理時間）。
3. 放入紅甜菜，再煮 5~6 分鐘，撒鹽及黑胡椒調味。盛入碗裡，放上西洋菜。

健康功效就靠它！

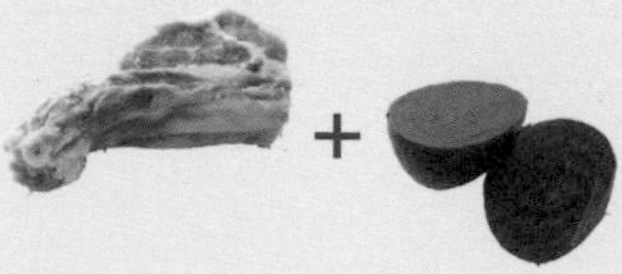

排骨＋紅甜菜

紅甜菜特有的紅色來自甜菜紅素，具有超強抗氧化作用，再搭配湯中的膠原蛋白及玻尿酸，能有效抗老化。

湯品帶有辣味，能溫暖身體

韓式馬鈴薯排骨湯

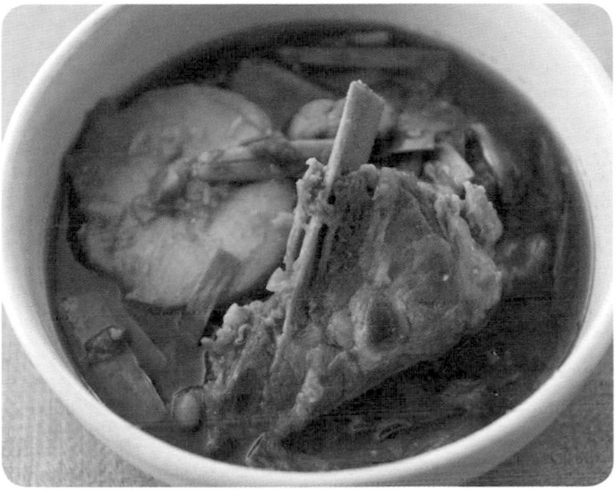

時間
25 分鐘

熱量	430 kcal
蛋白質	13.7 g
醣類	16.7 g
鹽分	1.5 g

材料（2 人份）

排骨……300g
馬鈴薯……2 小顆（150g）
韭菜……1/3 把（30g）

A
- 水……2 又 1/2 杯
- 大蒜（壓碎）……1/2 瓣
- 生薑（切薄片）……1/2 塊
- 昆布……3cm 長 2 片

B
- 長蔥（切成蔥花）……10cm
- 韓式辣椒醬、辣椒粉……各 1 大匙
- 味噌、麻油……各 1/2 大匙

作法

1 將Ⓐ放入鍋中，浸泡 20 分鐘（不計入調理時間）。開中火煮沸，放入排骨，再次煮沸後轉小火，撈起浮沫。放入Ⓑ，蓋上落蓋，不時掀蓋撈浮沫，再煮 40 分鐘（不計入調理時間）。

2 馬鈴薯削皮，切成一半。韭菜切成 3cm 長段。

3 將馬鈴薯放入 **1**，再煮 12~13 分鐘。最後放入韭菜再煮一下即可。

健康功效就靠它！

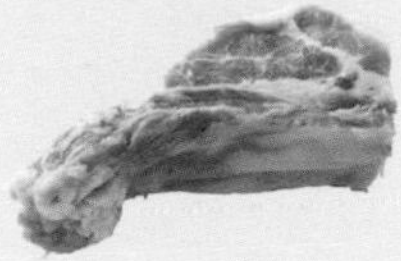

排骨

排骨湯含蛋白質，且能促進體內膠原蛋白的增生，再搭配大量蔬菜，能增強體力。

將日式家常菜煮成湯，簡單又好做

鰤魚蘿蔔湯

材料（2 人份）

鰤魚魚骨……300~400g
白蘿蔔……150g
長蔥……1 根（80g）
Ⓐ 水……2 又 1/2 杯
Ⓐ 酒……2 大匙
Ⓐ 昆布……3cm 長 2 片
鹽……少許
白蘿蔔葉……少許

時間
20 分鐘

熱量	433 kcal
蛋白質	33.6 g
醣類	6.1 g
鹽分	0.6 g

作法

1 將Ⓐ放入鍋中，浸泡 20 分鐘（不計入調理時間）。開中火煮沸，放入鰤魚，再次煮沸後，轉小火，撈起浮沫。蓋上落蓋，不時掀蓋撈浮沫，再煮 30 分鐘（不計入調理時間）。

2 白蘿蔔切成薄圓片，葉子切成 4~5cm 長段。長蔥切成 4cm 長段。

3 將長蔥加入 **1**，煮 7~8 分鐘後放入白蘿蔔，再煮 4~5 分鐘，撒鹽調味。放入白蘿蔔葉後，再煮一會兒。

用剩下的湯再變出新湯品（1 人份）

在碗中放入 100g 白蘿蔔泥、2 大匙蔥花，再倒入 3/4 杯煮沸的湯即可。

健康功效就靠它！

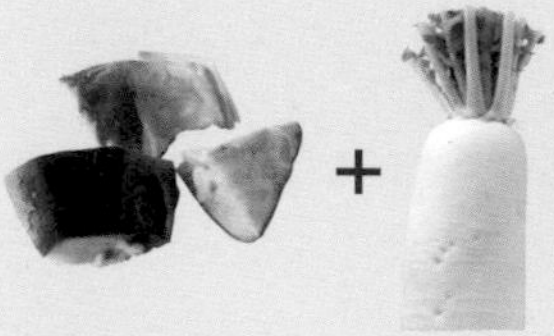

鰤魚魚骨＋白蘿蔔

鰤魚中的 DHA 可活化腦細胞，EPA 則可淨化血液。其眼睛部分富含膠原蛋白，亦可食用。白蘿蔔含食物纖維，再搭配鰤魚和湯中的膠原蛋白，是一道可促進腸道作用的湯品。

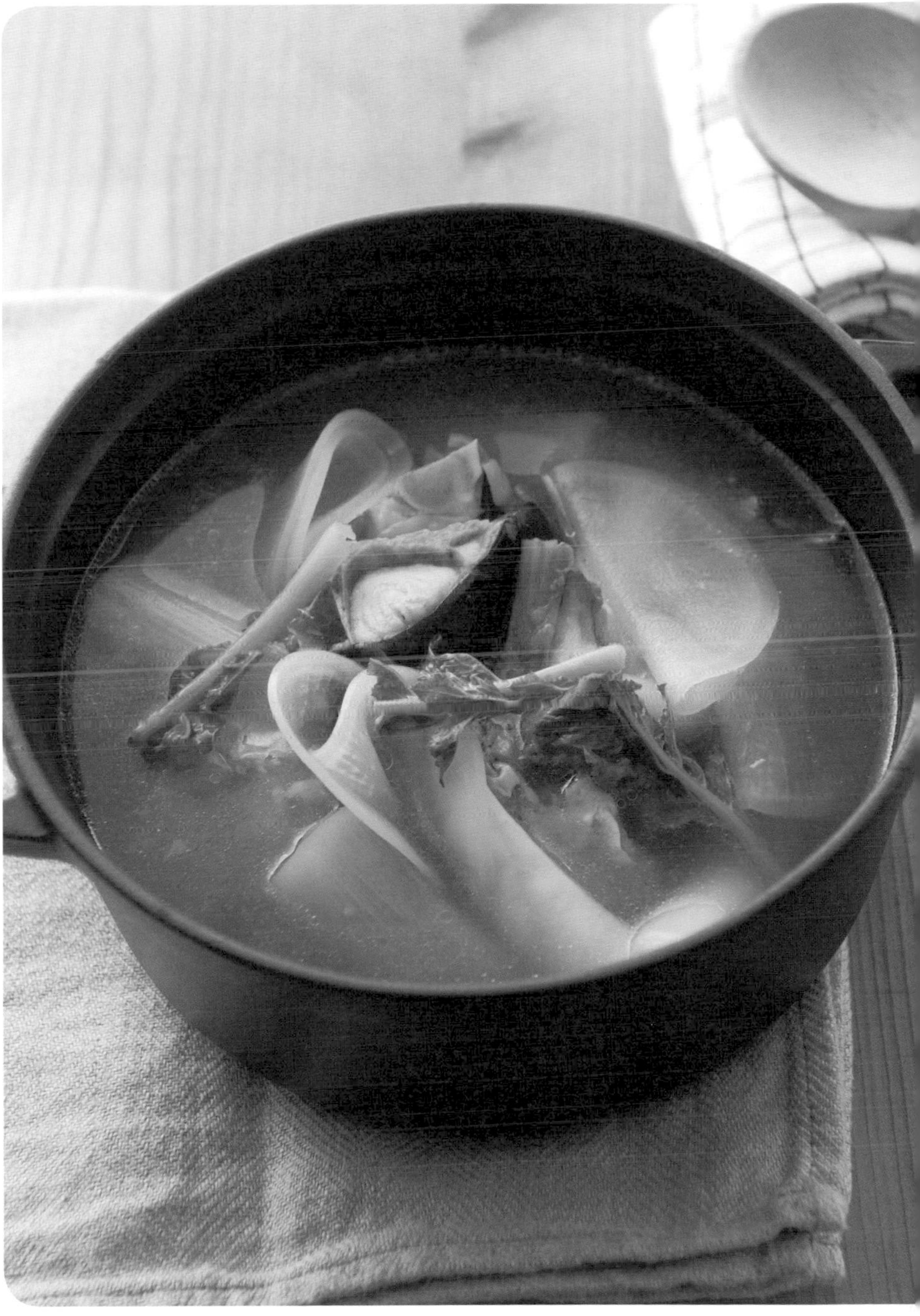

高雅鮮味在嘴裡散開，飄散著山葵香氣

鯛魚蕪菁和風湯

材料（2 人份）

鯛魚魚骨……**300~400**g
蕪菁……**3** 小顆（**150**g）
蕪菁葉……少許
Ⓐ
- 水……**2** 又 **1/2** 杯
- 酒……**2** 大匙
- 昆布……**3**cm 長 **2** 片

鹽、山葵泥……各少許

時間
20 分鐘

熱量	124 kcal
蛋白質	11.1 g
醣類	3.9 g
鹽分	0.5 g

作法

1 將Ⓐ放入鍋中，浸泡 20 分鐘（不計入調理時間）。開中火煮沸，放入鯛魚，再次煮沸後轉小火，撈起浮沫。蓋上落蓋，不時掀蓋撈浮沫，再煮 20 分鐘（不計入調理時間）。

2 只留 2cm 蕪菁葉，多出來的部分切掉，直切成一半。葉片切成 4~5cm 長。

3 蕪菁放入 **1** 中，煮 10~15 分鐘。放入蕪菁葉煮一下，撒鹽調味。盛入碗裡，佐山葵泥食用即可。

用剩下的湯再變出新湯品（1 人份）

30g 地瓜削皮，放入塑膠袋，以擀麵棍搗碎。將搗碎的地瓜放入碗裡，倒入 3/4 杯煮沸的湯，最後撒上 1 小匙芥末粒。

健康功效就靠它！

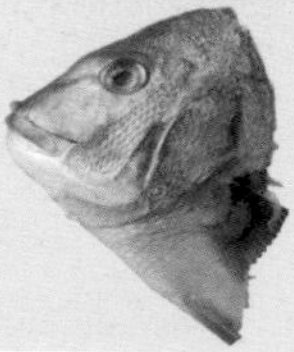

鯛魚魚骨

以鯛魚魚骨燉煮的湯富含麩胺酸，除了能保護腸壁，還能活化大腦。此外，用餐時建議先喝湯，既可增加飽足感，也能抑制食慾。

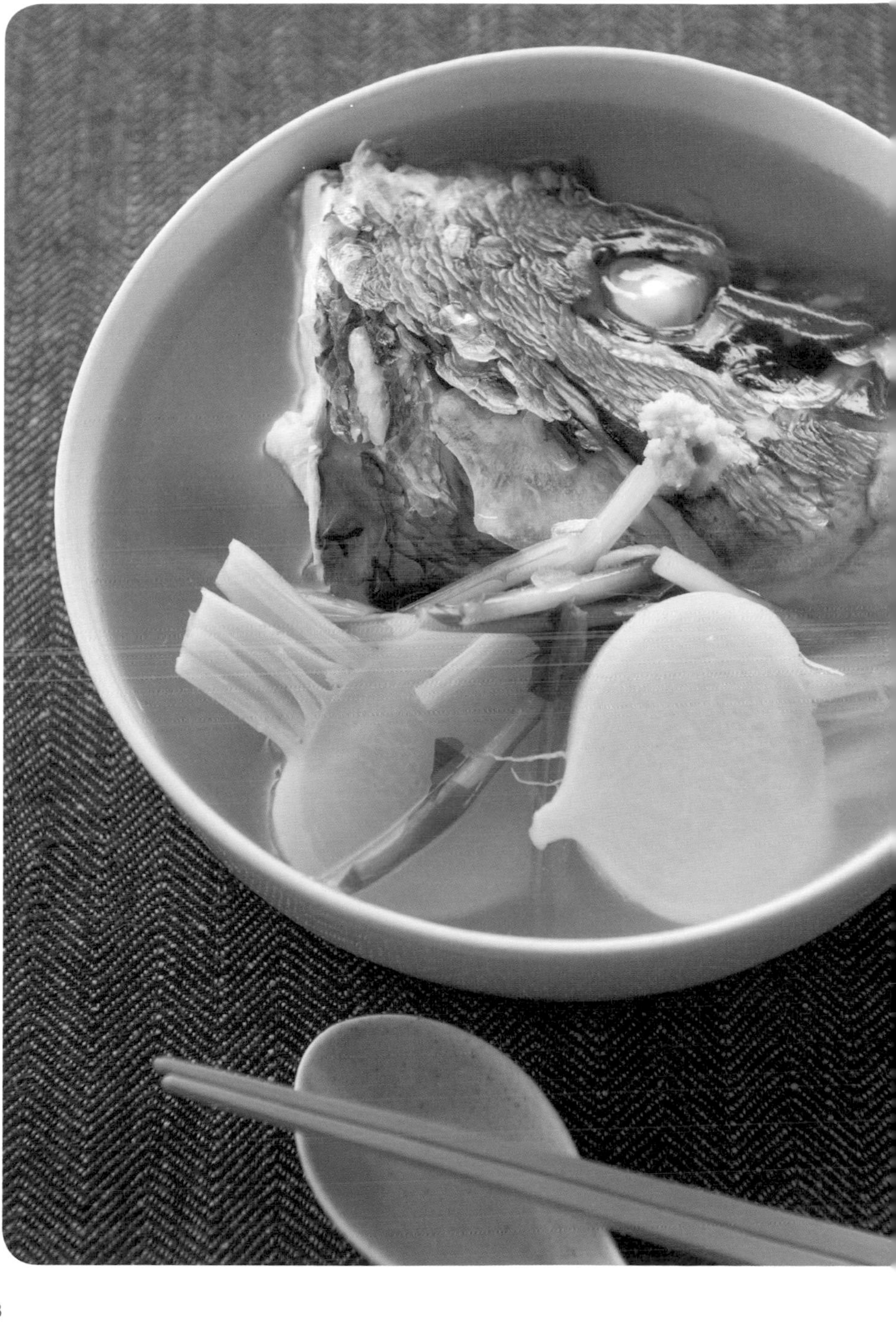

生洋蔥可促進食慾，達到淨化血液的效果

鰤魚香菇咖哩湯

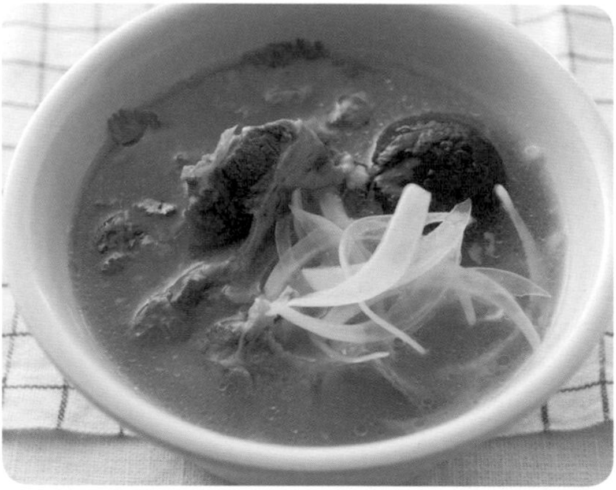

時間
15 分鐘

熱量	428 kcal
蛋白質	33.2 g
醣類	5.0 g
鹽分	0.5 g

材料（2 人份）

鰤魚魚骨……300~400g
乾香菇……2 朵
洋蔥……1/4 顆（50g）
香菜……少許
Ⓐ
- 水……2 又 1/2 杯
- 酒……2 大匙
- 咖哩粉……2 小匙
- 昆布……3cm 長 2 片

砂糖……1/4 小匙
鹽……少許

作法

1 乾香菇泡軟（不計入調理時間），擰乾水分後，切掉菇柄。

2 將Ⓐ放入鍋中，浸泡 20 分鐘（不計入調理時間）。開中火煮沸，放入鰤魚，再次煮沸後轉小火，撈起浮沫。放入 **1**，蓋上落蓋，不時掀蓋撈浮沫，再煮 40 分鐘（不計入調理時間）。

3 洋蔥切薄片，先泡冷水再瀝乾水分。香菜切成容易入口的大小。

4 以砂糖、鹽調味 **2**，盛入碗裡，放入洋蔥及香菜。

健康功效就靠它！

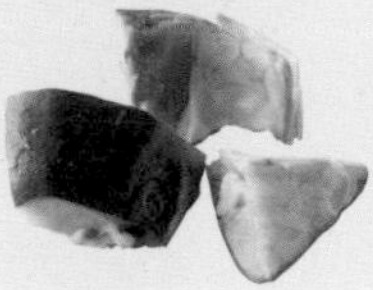

鰤魚魚骨

鰤魚是富含維他命 D 的食材，可調節血中鈣濃度，維持骨骼及牙齒健康。此外，亦含大量膠原蛋白，有助於預防骨質疏鬆症。

帶有德式風味的湯品，加入高麗菜能增添清爽味

鯛魚高麗菜香草湯

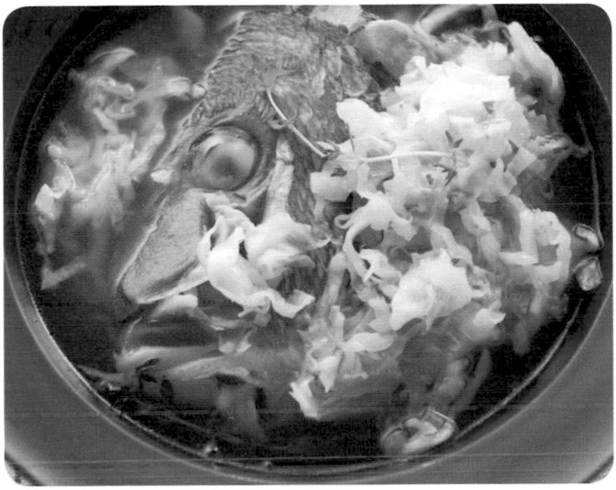

時間
15分鐘

熱量	255 kcal
蛋白質	24.2 g
醣類	4.4 g
鹽分	0.4 g

材料（2人份）

- 鯛魚魚骨……300~400g
- 高麗菜……4片（150g）
- A
  - 水……2又1/2杯
  - 白酒……1/4杯
  - 昆布……3cm長2片
  - 大蒜（壓碎）……1/2瓣
  - 月桂葉……1/2片
  - 百里香……2根
- B
  - 醋、橄欖油……各1小匙
  - 砂糖……1/3小匙
- 鹽……少許
- 百里香（裝飾用）……少許

作法

1. 將A放入鍋中，浸泡20分鐘（不計入調理時間）。開中火煮沸，放入鯛魚，再次煮沸後轉小火，撈起浮沫。放入1，蓋上落蓋，不時掀蓋撈浮沫，再煮30分鐘（不計入調理時間）。
2. 高麗菜切成3~4mm寬的細絲，撒上1/2小匙鹽（額外分量），攪拌均勻，靜置20分鐘（不計入調理時間）。搓揉變軟後，充分擰乾水分，拌入B攪拌均勻。
3. 將2放入1煮一會兒，撒鹽調味。盛入碗裡，放上少許百里香（額外分量）裝飾。

健康功效就靠它！

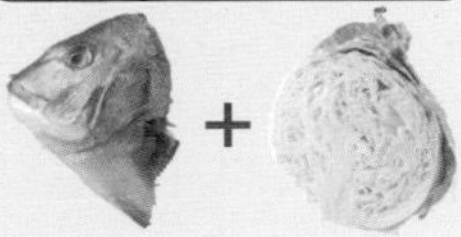

鯛魚魚骨＋高麗菜

鯛魚魚骨富含DHA與EPA，高麗菜則含有大量食物纖維，搭配食用能預防生活習慣病。

檸檬的酸度適中，讓這道西式湯品更有特色

義式沙丁魚檸檬湯

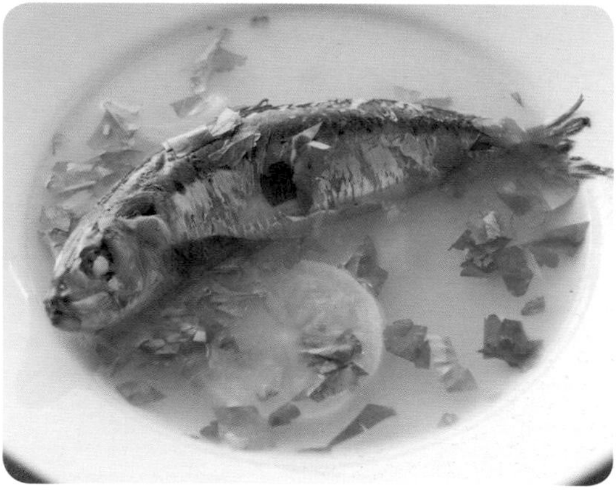

時間
10 分鐘

熱量	118 kcal
蛋白質	10.4 g
醣類	2.8 g
鹽分	0.5 g

材料（2人份）

沙丁魚……2隻（260g）
檸檬
……7~8mm 厚的圓切片 2 片

A
- 水……2 又 1/2 杯
- 白酒……1/4 杯
- 大蒜（壓碎）……1/2 瓣
- 昆布……3cm 長 2 片

B
- 檸檬汁……1 大匙
- 鹽、粗磨白胡椒……各少許

義大利香芹……少許

作法

1 將Ⓐ放入鍋中，浸泡 20 分鐘（不計入調理時間）。開中火煮沸，放入沙丁魚，再次煮沸後轉小火，撈起浮沫。放入檸檬，蓋上落蓋，不時掀蓋撈浮沫，再煮 30 分鐘（不計入調理時間）。

2 以Ⓑ調味，盛入碗裡，撒上切碎的義大利香芹。

健康功效就靠它！

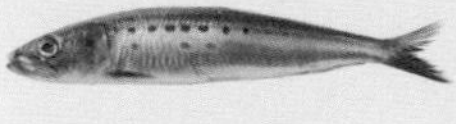

沙丁魚

沙丁魚富含可活化腎上腺的硒，還能增加「DHEA」，是一種隨年紀增長會逐漸減少的長壽荷爾蒙。檸檬不只能消除沙丁魚的腥味，還能補充具有抗氧化作用的維他命 C。

酸菜帶有的酸味，最適合搭配沙丁魚

德式酸菜沙丁魚湯

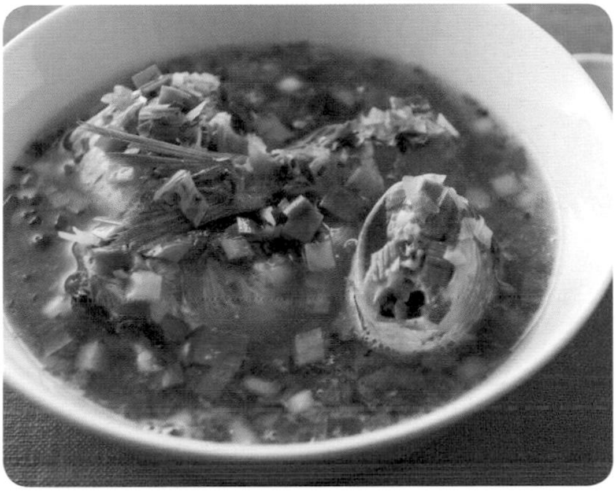

時間
15 分鐘

熱量	144 kcal
蛋白質	11.3 g
醣類	3.6 g
鹽分	1.4 g

材料（2人份）

沙丁魚……2隻（260g）
酸菜……30g
韭菜……1/3把（30g）
Ⓐ
- 水……2又1/2杯
- 酒……2大匙
- 昆布……3cm長2片

Ⓑ
- 長蔥（切成蔥花）……1/2根
- 生薑（切成生薑末）……1塊
- 紅辣椒（切碎）……少許

鹽……少許
麻油……1小匙

作法

1. 將Ⓐ放入鍋中，浸泡20分鐘（不計入調理時間）。沙丁魚切下頭部，去除內臟，沖洗後拭乾水分，切成3~4cm寬。
2. 開中火煮沸Ⓐ，放入沙丁魚，再次煮沸後轉小火，撈起浮沫。放入Ⓑ，蓋上落蓋，不時掀蓋撈浮沫，再煮30分鐘（不計入調理時間）。
3. 酸菜切碎；韭菜切成7~8mm寬後備用。
4. 將3放入2再煮一下，撒鹽調味，最後淋上麻油。

健康功效就靠它！

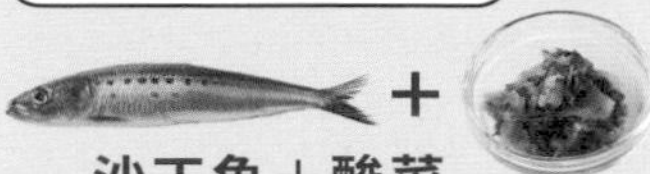

沙丁魚＋酸菜

沙丁魚中的DHA可活化腦細胞，預防失智症。酸菜富含植物性乳酸菌，可維持腸道健康。

放上青紫蘇，可突顯迷人香味

鯖魚蘿蔔水雲湯

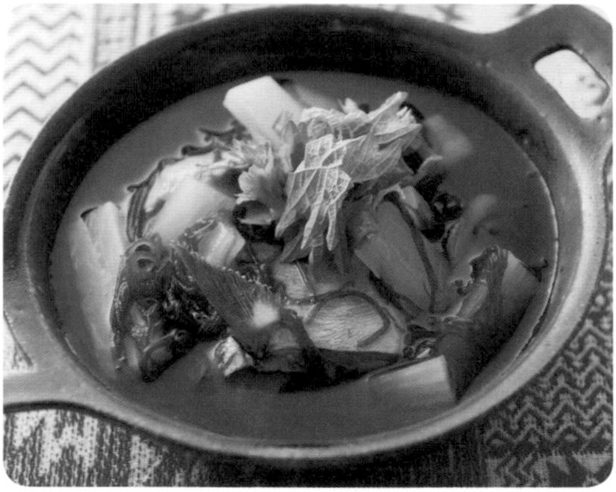

時間 20 分鐘

熱量	283 kcal
蛋白質	21.3 g
醣類	3.9 g
鹽分	0.8 g

材料（2 人份）

鯖魚（帶骨半身）……1 片（250g）
白蘿蔔……150g
水雲（褐藻）……1 包（40g）
Ⓐ
- 水……2 又 1/2 杯
- 酒……2 大匙
- 生薑（切成薄片）……1 塊
- 昆布……3cm 長 2 片

鹽……少許
青紫蘇……5 片

作法

1 將Ⓐ放入鍋中，浸泡 20 分鐘（不計入調理時間）。鯖魚切成 3cm 寬。

2 開中火將Ⓐ煮沸，放入鯖魚，再次煮沸後轉小火，撈起浮沫。蓋上落蓋，不時掀蓋撈浮沫，再煮 20 分鐘（不計入調理時間）。

3 白蘿蔔切成 3~4cm 寬的長段，放入 **2** 中，煮 10 分鐘。放入水雲再煮一會兒，撒鹽調味。盛入碗裡，青紫蘇撕碎後放入碗中。

健康功效就靠它！

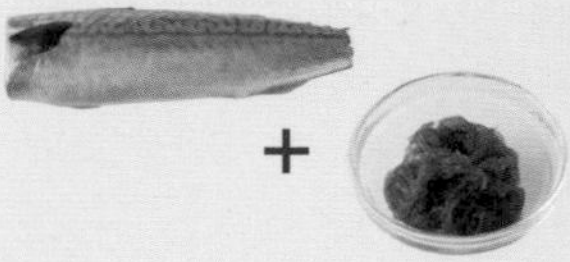

鯖魚＋水雲

鯖魚是補充優質蛋白質的好食材，有助於增強免疫力。水雲中的褐藻醣膠也具有超強抗氧化力，可提升免疫力。

透過燉煮，可將醋的酸味轉化為鮮味

竹筴魚番茄海帶芽湯

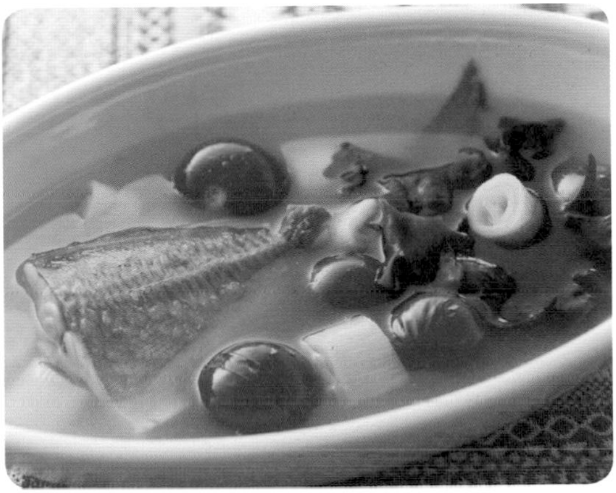

時間 20 分鐘

熱量	168 kcal
蛋白質	13 g
醣類	14.2 g
鹽分	1.0 g

材料（2 人份）

竹筴魚……1 大隻（250g）
迷你番茄……10 顆
乾燥海帶芽……3g
長蔥……1 根
Ⓐ
- 水……2 杯
- 醋……1 杯
- 酒……2 大匙
- 大蒜（壓碎）……1/2 瓣
- 昆布……3cm 長 2 片

鹽……少許

作法

1. 將Ⓐ放入鍋中，浸泡 20 分鐘（不計入調理時間）。竹筴魚去除鰓和內臟，以水清洗後，拭乾水分，切成較大的塊狀。
2. 開中火將Ⓐ煮沸，放入竹筴魚，再次煮沸後轉小火，撈起浮沫。蓋上落蓋，不時掀蓋撈浮沫，再煮 30 分鐘（不計入調理時間）。
3. 海帶芽泡水還原；長蔥切成 1.5cm 段狀。
4. 將長蔥放入 **2** 中，煮 4~5 分鐘。放入迷你番茄及海帶芽再煮一會兒，撒鹽調味。

健康功效就靠它！

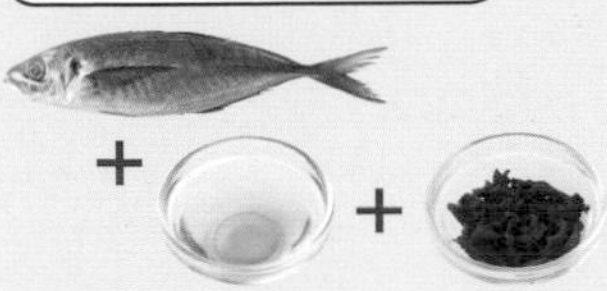

竹筴魚＋醋＋海帶芽

湯中加入醋燉煮，可大量溶出竹筴魚骨內含的鈣質及膠原蛋白，再搭配富含鈣質的海帶芽，可促進骨骼及牙齒健康。

優格搭配番茄煮湯，喝起來酸味適中又清爽

秋刀魚優格湯

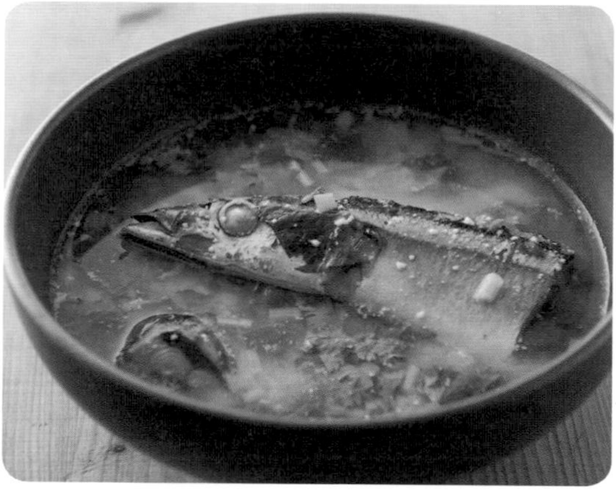

時間
10 分鐘

熱量	303 kcal
蛋白質	16.6 g
醣類	6.7 g
鹽分	0.7 g

材料（2 人份）

秋刀魚……2 隻（240g）
原味優格……1/2 杯
番茄……1/2 顆（100g）
香菜……5~6 根

Ⓐ
- 水……2 杯
- 酒……2 大匙
- 大蒜（壓碎）……1/2 瓣
- 昆布……3cm 長 2 片
- 小茴香籽……1 小匙

鹽……少許

作法

1. 將Ⓐ放入鍋中，浸泡 20 分鐘（不計入調理時間）。秋刀魚依長度切成 3 等分，去除內臟，以水清洗後，拭乾水分。
2. 開中火將Ⓐ煮沸，放入秋刀魚，再次煮沸後轉小火，撈起浮沫。蓋上落蓋，不時掀蓋撈浮沫，再煮 30 分鐘（不計入調理時間）。
3. 番茄切成 1cm 塊狀；香菜切碎。
4. 將優格、番茄放入 **2** 中，再煮一會兒，撒鹽調味。放入香菜。

健康功效就靠它！

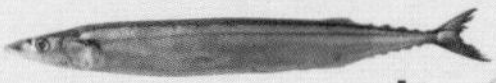

＋

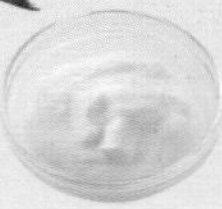

秋刀魚＋優格

優格是發酵食品，能調整腸道環境，提升免疫力，放入富含膠原蛋白的湯品中，效果更好。秋刀魚富含 DHA、EPA 等營養素，有助於淨化血液。

鯷魚帶有鮮味及鹹味，適合當成煮湯用的調味料

紅金眼鯛番茄湯

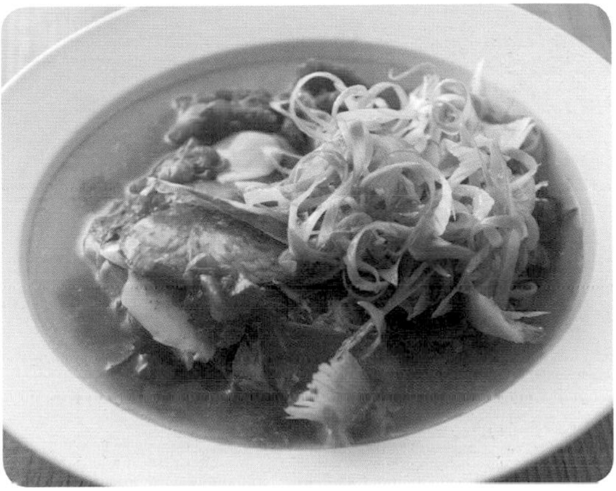

時間
10 分鐘

熱量	214 kcal
蛋白質	22.5 g
醣類	5.2 g
鹽分	1.2 g

材料（2 人份）

紅金眼鯛魚骨 ………… 300~400g
番茄 ………………………… 1 顆（200g）
鯷魚 ………………………… 2 片（10g）
珠蔥 ………………………… 2 根（30g）
Ⓐ 水 ……………………… 2 又 1/2 杯
Ⓐ 大蒜（壓碎）………… 1/2 瓣
Ⓐ 昆布 ………………… 3cm 長 2 片
鹽 ……………………………………… 少許

作法

1 將Ⓐ放入鍋中，浸泡 20 分鐘（不計入調理時間）。番茄切成一口大小，鯷魚切碎。
2 開中火將Ⓐ煮沸，放入紅金眼鯛魚骨，再次煮沸後轉小火，撈起浮沫。加入番茄、鯷魚，蓋上落蓋，不時掀蓋撈浮沫，再煮 40 分鐘（不計入調理時間）。
3 珠蔥斜切成薄片，泡冷水後瀝乾水分。
4 將鹽加入 **2** 調味，盛入碗裡，再放上 **3**。

健康功效就靠它！

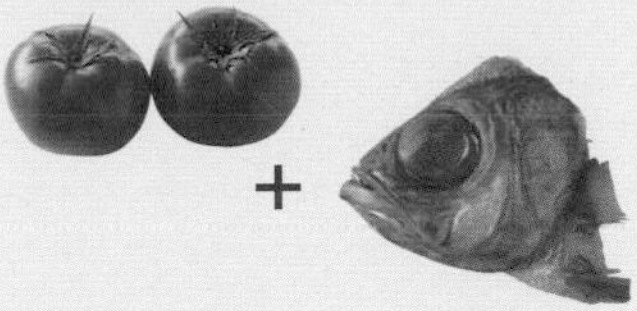

紅金眼鯛魚骨＋番茄

溶在湯裡的膠原蛋白及玻尿酸，具有改善皺紋與鬆弛等肌膚問題的效果。番茄中的茄紅素也具有超強抗氧化力，可預防肌膚老化，維持好膚質。

湯中放入薄荷，帶有清爽香氣

鰈魚小扁豆湯

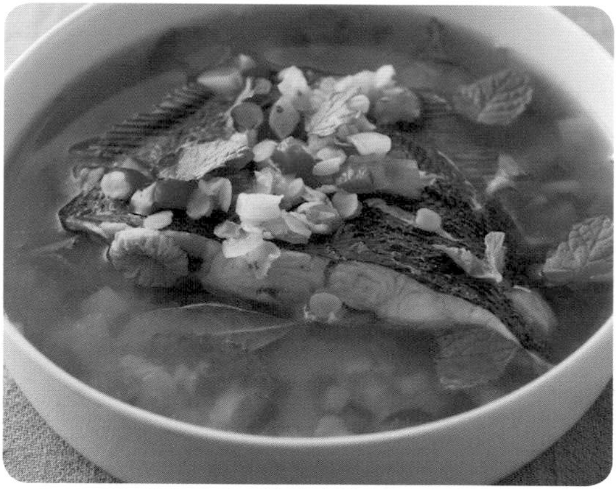

時間
10 分鐘

熱量	155 kcal
蛋白質	18.9 g
醣類	10.7 g
鹽分	0.6 g

材料（2 人份）

- 鰈魚……2 片（300g）
- Ⓐ
  - 水……2 又 1/2 杯
  - 白酒……2 大匙
  - 昆布……3cm 長 2 片
- Ⓑ
  - 小扁豆……30g
  - 紅椒……1/4 顆（50g）
  - 洋蔥……1/4 顆（50g）
  - 月桂葉……1 小片
  - 乾燥百里香……少許
- 鹽、綠薄荷……各少許

作法

1. 將Ⓐ放入鍋中，浸泡 20 分鐘（不計入調理時間）。Ⓑ的紅椒與洋蔥切成 5mm 塊狀。
2. 開中火將Ⓐ煮沸，放入鰈魚，再次煮沸後轉小火，撈起浮沫。放入Ⓑ，蓋上落蓋，不時掀蓋撈浮沫，再煮 30 分鐘（不計入調理時間）。
3. 撒鹽調味，盛入碗裡，摘下薄荷葉撒在湯上。

健康功效就靠它！

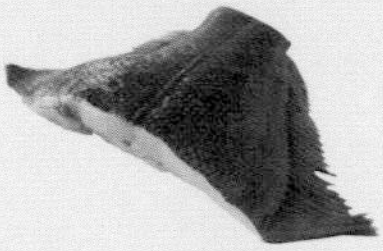

鰈魚

用餐時先喝富含鮮味的鰈魚湯，可產生飽足感，避免吃太多，預防肥胖。搭配富含膳食纖維的豆類，效果更好。

健康力

免疫權威醫師每天都喝的抗病蔬菜湯

5種食材就能做!每天一碗，喝出最強免疫力

2022年1月初版　定價：新臺幣320元

著者　藤田紘一郎
料理　檢見崎聰美
譯者　游韻馨
叢書主編　陳永芬
校對　陳佩伶
內文排版　葉若蒂
封面設計　張天薪

出版者　聯經出版事業股份有限公司
地址　新北市汐止區大同路一段369號1樓
叢書主編電話　(02)86925588轉5306
台北聯經書房　台北市新生南路三段94號
電話　(02)23620308
台中分公司　台中市北區崇德路一段198號
暨門市電話　(04)22312023
台中電子信箱　e-mail：linking2@ms42.hinet.net
郵政劃撥帳戶第0100559-3號
郵撥電話　(02)23620308
印刷者　文聯彩色製版印刷有限公司
總經銷　聯合發行股份有限公司
發行所　新北市新店區寶橋路235巷6弄6號2樓
電話　(02)29178022

副總編輯　陳逸華
總編輯　涂豐恩
總經理　陳芝宇
社長　羅國俊
發行人　林載爵

行政院新聞局出版事業登記證局版臺業字第0130號

本書如有缺頁，破損，倒裝請寄回台北聯經書房更換。　ISBN　978-957-08-6124-2 (平裝)
聯經網址：www.linkingbooks.com.tw
電子信箱：linking@udngroup.com

國家圖書館出版品預行編目資料

免疫權威醫師每天都喝的抗病蔬菜湯：5種食材就能做！
每天一碗，喝出最強免疫力/藤田紘一郎著．檢見崎聰美料理．游韻馨譯．
初版．新北市．聯經．2022年1月．128面．14.8×21公分（健康力）
ISBN　978-957-08-6124-2（平裝）

1.食療　2.湯　3.蔬菜食譜

418.91　　110018795